Arpit Sikri
Jyotsana K.

Anexos de precisão

Arpit Sikri
Jyotsana K.

Anexos de precisão

Imprint

Any brand names and product names mentioned in this book are subject to trademark, brand or patent protection and are trademarks or registered trademarks of their respective holders. The use of brand names, product names, common names, trade names, product descriptions etc. even without a particular marking in this work is in no way to be construed to mean that such names may be regarded as unrestricted in respect of trademark and brand protection legislation and could thus be used by anyone.

Cover image: www.ingimage.com

This book is a translation from the original published under ISBN 978-620-2-06613-6.

Publisher:
Sciencia Scripts
is a trademark of
Dodo Books Indian Ocean Ltd. and OmniScriptum S.R.L publishing group

120 High Road, East Finchley, London, N2 9ED, United Kingdom
Str. Armeneasca 28/1, office 1, Chisinau MD-2012, Republic of Moldova, Europe
Printed at: see last page
ISBN: 978-620-7-87670-9

ÍNDICE

DEDICADO

TO

A MINHA FAMÍLIA

RECONHECIMENTO

Curvo-me perante o Todo-Poderoso, com reverência, humildade e gratidão pelas inúmeras e graciosas bênçãos que me foram concedidas e que me deram a inspiração e o entusiasmo para percorrer o caminho da vida.

Considero ser o meu maior privilégio e honra dever a minha imensa gratidão e respeito ao meu estimado e venerado professor e guia, **Dr. Akshey Sharma,** Professor e Diretor do Departamento de Prostodontia Oro-Maxilo-Facial, Coroa e Ponte e Implantologia Oral, Dasmesh Institute of Research and Dental Sciences, Faridkot, pela sua orientação inestimável e encorajamento inabalável ao longo deste estudo. A sua sabedoria, conhecimentos e compromisso com os mais elevados padrões inspiraram-me e motivaram-me ao longo do meu curso de pós-graduação.

É com orgulho que tenho o privilégio de reconhecer, com um profundo sentido de gratidão e devoção, o grande interesse pessoal e a inestimável orientação que me foi prestada pelo meu estimado e venerado co-orientador, **Dr. Pradeep Bansal,** Professor, Departamento de Prótese Oro-Maxilo-Facial, Coroa e Ponte e Implantologia Oral, Dasmesh Institute of Research and Dental Sciences, Faridkot, pela sua imensa ajuda e orientação durante o estudo. Sem a sua visão notável e orientação meticulosa no planeamento, trabalho e avaliação crítica do trabalho, este meu esforço não teria sido frutífero.

Um agradecimento muito especial ao **Dr. Poonam Bali,** Leitor, Departamento de Prostodontia Oro-Maxilo-Facial, Coroa e Ponte e Implantologia Oral, Dasmesh Institute of Research and Dental Sciences, Faridkot, pela sua orientação inestimável, apoio e encorajamento constantes, disponibilidade para prestar uma ajuda generosa, atenção meticulosa aos detalhes e participação ativa nesta dissertação.

Estou imensamente grato ao **Dr. Rajnish Bansal,** leitor do Departamento de Prostodontia Oro-Maxilo-Facial, Coroa e Ponte e Implantologia Oral, Dasmesh Institute of Research and Dental Sciences, Faridkot, pela sua orientação inestimável e pela sua atitude sempre útil e encorajadora.

Estou imensamente grato ao **Dr. Gagandeep Chahal**, Professor Sénior, Departamento de Prostodontia Oro-Maxilo-Facial, Coroa e Ponte e Implantologia Oral, Dasmesh Institute of Research and Dental Sciences, Faridkot, pela sua orientação inestimável, pela sua atitude sempre útil e encorajadora.

Expresso a minha sincera gratidão à **Dr.ª Rajnanda Khuller**, Professora Sénior, Departamento de Prótese Oro-Maxilo-Facial, Coroa e Ponte e Implantologia Oral, Dasmesh Institute OfResearch and Dental Sciences, Faridkot, pelo seu constante feedback positivo, apreciação e ajuda persistente.

É com imenso prazer que tenho a oportunidade de expressar a minha sincera gratidão ao meu respeitado Diretor **Dr. S.P.S Sodhi,** Dasmesh Institute of Research and Dental Sciences, Faridkot, pela permissão e orientação durante a realização deste projeto.

As palavras da literatura não são suficientes para agradecer aos meus venerados pais, **Dr. Vimal K Sikri e Dr. Poonam Sikri,** pelo seu amor e carinho eternos. As suas bênçãos iluminaram sempre o meu caminho durante todas as etapas da minha vida. Quero agradecer ao meu irmão mais velho, **Dr. Ankit Sikri**, e à bhabhi, Dra. **Annupriya Sikri,** o amor, o encorajamento, a alegria e a gentileza que me deram e que tornaram o meu trabalho muito mais leve.

É com grande prazer que agradeço aos meus colegas **Dr. Aditi Ghai, Dr. Vikram, Dr. Rahul, Dr. Jitender e Dr. Amul** o seu apoio constante e a sua disponibilidade permanente para levar a cabo este projeto com êxito.

Por último, mas não menos importante, estou também grato aos meus amigos mais jovens, **Dr. Manpreet, Dr. Asmita e Dr. Shabnam,** pela sua ajuda na realização bem sucedida desta dissertação.

Este estudo exigiu um esforço conjunto de muitas mentes para a sua conclusão bem sucedida. Assim, aproveito esta oportunidade para agradecer as contribuições de todos aqueles cujos nomes me escaparam, mas que ajudaram a tornar esta dissertação viável.

Obrigado a todos

Dr. Arpit Sikri

1. INTRODUÇÃO

Por definição, o termo precisão designa "a qualidade ou o estado de ser exato".

As ideias erradas sobre a utilização de próteses retidas intracoronalmente têm desencorajado muitos profissionais a utilizá-las nas suas práticas dentárias. No entanto, o protésico que emprega esta forma de tratamento aprende rapidamente os seus benefícios no fornecimento de uma prótese estética aos pacientes.

Diz-se por vezes que os attachments de precisão são um elo de ligação entre o tipo fixo e o tipo amovível de próteses parciais, porque incorporam características comuns a ambos os tipos de construção. Os attachments de precisão em medicina dentária são um meio de função corporal para uma ponte ou prótese parcial removível (Steiger e Boitel).

Os encaixes de precisão retêm e fixam uma ponte ou prótese parcial removível em dentes naturais vitais ou não vitais. Alguns servem como retentores para próteses completas (overdentures) onde restam poucos pilares. O principal objetivo de cada acessório de precisão, para além da retenção, é a sua ocultação dentro ou sob uma restauração como uma alternativa esteticamente melhor a um retentor de fecho visível.

As concepções que conduziram ao desenvolvimento dos acessórios de precisão têm dois objectivos fundamentais. Estes são :

1.	Relacionar a plataforma desejada com o suporte dentário disponível.

2.	Para distribuir o mais possível a carga que o aparelho exerce sobre os dentes.

Para atingir estes dois objectivos, os acessórios de precisão foram construídos em duas metades, uma matriz e uma patrix, estando as duas metades dispostas de modo a articularem-se uma com a outra para formar uma junta precisa mas separável. As duas metades são também designadas por partes macho e fêmea. Os retentores do pilar contêm uma ranhura (fêmea) que encaixa (abraça ou envolve) a parte macho.

Um acessório é um conetor de precisão composto por duas ou mais peças. Uma parte é ligada a um dente, raiz ou implante. A outra é ligada a uma prótese artificial para proporcionar uma ligação mecânica entre os dois (Michael Sheering Lucas e Paul Martin). Um attachment é um dispositivo mecânico para a fixação, retenção e estabilização de uma prótese dentária. O attachment de precisão pode ser pré-fabricado por um fabricante ou no laboratório dentário. A diferenciação é feita designando os primeiros por acessórios de "precisão" e os segundos por "semi-precisão". O tipo fabricado é feito de metal precioso. O encaixe dos dois elementos de trabalho é maquinado com uma tolerância muito estreita e a sua construção é mais precisa do que a do tipo laboratorial. A parte macho tem a forma de um "T" ou "H" que se encaixa numa ranhura de formato apropriado. O acessório fêmea é encaixado na restauração do dente, fundindo o ouro ou colocando-o num recetáculo preparado na restauração e unindo os dois com solda. As partes macho e fêmea são combinadas para se interligarem e proporcionarem uma retenção direta para a prótese parcial.

O acessório de semi-precisão é designado por "apoio de precisão", "apoio fresado" ou "apoio interno". Este tipo de retentor assume a forma de uma ranhura em forma de cauda de andorinha incorporada nas superfícies proximais do padrão de cera de uma coroa de ouro.

DEFINIÇÕES

Fixação de precisão

1.   Um retentor constituído por um recetáculo metálico (matriz) e uma peça de encaixe (patrix). A matriz está normalmente contida dentro dos contornos normais ou expandidos da coroa do dente pilar e a patrix está ligada a um pôntico ou à estrutura da prótese parcial removível (Glossário de termos de prótese dentária, Sexta Edição, 1994).

Sinónimos

Fixação interna, fixação paralela, fixação por fricção, fixação por chave e por chaveta, fixação por ranhura.

2.   Um retentor utilizado na construção de próteses parciais fixas e removíveis, consistindo num recetáculo metálico e numa peça de encaixe; o primeiro está normalmente contido nos contornos normais ou expandidos da coroa do dente pilar e o segundo está ligado a um pôntico ou à estrutura da prótese (Jack H. Swepston - Dental laboratory Proceedings, Removable partial dentures - Rhoads, Rudd, Morrow).

3.   Implica um dispositivo parcial ou totalmente maquinado, constituído por um componente macho e um componente fêmea, utilizado em dentisteria de restauração para fixar próteses removíveis ou semi-removíveis (D.H. Roberts - Fixed bridge prosthesis)

4.   São acessórios total ou parcialmente maquinados utilizados em medicina dentária para a retenção de próteses removíveis ou semi-removíveis (acessórios de precisão G.E.Ray).

ACESSÓRIOS DE PRECISÃO INTRACORONÁRIOS

A maior parte da porção soldada ou fundida da articulação encontra-se dentro dos contornos anatómicos dos dentes tratados (G.E. Ray - Anexos de Precisão).

ACESSÓRIOS DE PRECISÃO EXTRACORONÁRIOS

São utilizadas para unir uma prótese a um retentor, parte de todos os seus mecanismos está fora do contorno do retentor (Merrill C. Mensor - Dental Laboratory Procedures, Fixed Partial Dentures, Rhoads, Rudd, Morrow).

HISTÓRIA

Embora anteriormente tanto Winder como Parr tenham inventado dispositivos que são claramente acessórios, tanto em termos de princípio como de conceção, o crédito é geralmente atribuído a George Evans, em 1888, pela introdução do sistema de retentor de fixação de precisão.

Os primeiros pioneiros como Peeso (1894), Carr (1898) Goslee (1913) Gilmore (1913), Fossume (1906), Bennett (1904), Brown, Bryant, Conduit, Golobin, Kelley, McCollum, Morgan, Roach, Sorensen, Supplee (todos dos Estados Unidos da América) foram altamente inovadores com os seus projectos, mas tinham apenas uma visão limitada da dinâmica biológica da prótese fixa e removível em relação ao aparelho periodontal.

O desenvolvimento de attachments intracoronários e extracoronários tem sido traçado desde a antiguidade até aos tempos modernos. A história dos sistemas de retenção intracornais começou na antiguidade com os fenícios, entre os séculos 4th e 5th . A.C., onde artesãos e ourives criaram substitutos artificiais. Normalmente os dentes anteriores eram substituídos por dentes humanos extraídos e estes eram ligados com fio de ouro uns aos outros e aos dentes adjacentes remanescentes. Durante o antigo reino (3100.2181 a.C.) no Egipto, os substitutos anteriores eram criados por artesãos que enfiavam fio de ouro através de dentes extraídos e depois envolviam o fio de ouro à volta destes substitutos e fixavam-nos aos dentes adjacentes restantes. Por volta do século 4th a.C., os etruscos construíram próteses fixas e amovíveis para substituir um ou mais dentes em falta, utilizando bandas de ouro macio e puro que eram soldadas entre si, rodeando os dentes remanescentes e suportando a substituição.

Dubois De Chemant ancorou as próteses parciais com grampos na sua forma mais simples e desenvolveu-a mais tarde. Delabarre tinha construído um tipo de prótese suportada em 1820. Uma mola em forma de sela foi introduzida pelo dentista londrino. De la Fons 1826, que exercia a sua força parcialmente na posição aberta e parcialmente na posição fechada e se estendia dentro da fila de dentes entre os pontos de contacto, semelhante ao fecho de Jacksons.

thNo século XIX, foram desenvolvidos vários acessórios extracoronários e intracoronários. Entre os primeiros tipos de sistemas de attachments intracoronais personalizados, foi utilizado o attachment winged lug. Este consistia num assento de descanso intracoronal soldado numa restauração e um descanso soldado à estrutura da prótese parcial. Os sistemas de attachments fabricados foram desenvolvidos e introduzidos durante os finais de 19th e inícios de 20th século. Estes acessórios simplificam a construção das restaurações. Permitem a estandardização das peças componentes e permitem uma reparação fácil das secções.

O acessório Griswold, introduzido em 1889, era um tubo triangular e uma manga. A matriz interna era soldada à restauração do pilar e a matriz externa era fixada à base da prótese de ouro ou vulcanite.

Bryant, em 1894, fabricou um sistema de fixação soldando postes-guia de fio de iridoplatina, do tamanho de um alfinete grande, às superfícies proximais das coroas dos pilares.

A conduta anexa de 1895 era um sistema de tipo circular. Consistia numa matriz tubular aberta no lado voltado para a área edêntula e nas suas extremidades. A patrix era soldada à restauração do pilar.

O attachment de Morgans foi patenteado em 1901. Consistia num "keeper", a matriz que era soldada à restauração do pilar como um dispositivo extracoronal.

Roach, em 1904, publicou um artigo descrevendo um sistema de fixação intracoronário feito à mão. Chayes, em 1908, afirmou que o princípio biológico que rege a função dos dentes normais não pode ser violado sem consequências. Salientou a importância do movimento dos dentes no seu alvéolo resiliente durante a função.

Ash 1912 introduziu o sistema de fixação de barra dividida. Este sistema de retenção era fabricado em laboratório e exigia que os dentes do pilar não fossem vitais. O sistema de fixação intracoronal Yiridian, introduzido em 1918, consistia num pilar dividido e num dispositivo de barra dividida. J. Wright Beach, em 1916, publicou a fundamentação para a incorporação de um apoio de olhal em todas as próteses parciais amovíveis. Argumentou que o suporte era uma parte integrante do fecho para manter o retentor na sua posição pré-determinada.

Em 1923, Henry W. Gillett desenvolveu um sistema de apoio profundo para utilização com próteses parciais amovíveis móveis. Este foi o primeiro acessório de semi-precisão. Era fabricado em laboratório e tinha um apoio profundo de metal sólido que se encaixava num assento de apoio esculpido na restauração do pilar.

Victor H. Jackson, em Nova Iorque, utilizava apenas arame de mola redonda, plantinum, iridum para o seu aparelho de tratamento designado por "crib". Em 1887, transformou-o num instrumento universal. O aparelho era fixado com grampos que se sobrepunham ao espaço interdentário entre as coroas dos pré-molares e dos molares.

Sem dúvida, a personagem mais importante no desenvolvimento da dentisteria de fixação de precisão foi o Dr. Herman. E. S. Chayes, que pode ser considerado o pai da contenção intra-coronal de precisão. Chayes nasceu em 1880 na Polónia, de onde emigrou para Nova Iorque em 1893. Antes de entrar para a faculdade de medicina dentária, trabalhou numa fábrica de espartilhos onde inventou um dispositivo de suspensão detetável que constituiu a caraterística fundamental do seu acessório dentário. Chayes formou-se com distinção na Faculdade de Medicina Dentária de Nova Iorque em 1900. Entre 1908 e 1910, inventou um paralelómetro e, em 1912, concebeu o acessório Chayes. Este foi o primeiro acessório a ser colocado no mercado geral e ainda constitui o padrão básico para a maioria dos acessórios modernos. Trata-se de um acessório mesiodistal intracoronal.

Desde então, a tecnologia dos acessórios progrediu a um ritmo tão rápido que, a partir dos acessórios em forma de T e dos acessórios em barra (1915-1935), estão atualmente disponíveis vários acessórios dos mais diversos modelos.

Na Europa, em particular na Suíça, conhecida como o país dos relojoeiros e da mecânica fina, o desenvolvimento no domínio da fixação ganhou impulso antes, durante e após a Segunda Guerra Mundial.

Steiger, Boitel, Muller e Biaggi foram os corredores forçados.

Em 1959, Alfred Steiger e Raoul B. Boitel aperfeiçoaram o sistema de ombro de canal - pino (sistema C.S.P.)

Na Europa, os acessórios fabricados em laboratório tornaram-se conhecidos durante a primeira guerra mundial, quando não era possível obter acessórios prontos a utilizar provenientes dos Estados Unidos.

OBJECTIVOS

Os objectivos do fabrico de próteses de fixação de precisão são os seguintes:

a.   Ser amovível e substituível sem stress ou manchas nos dentes do pilar

b.   Para permitir o contorno anatómico normal dos dentes do pilar

c.   Para proporcionar muitos anos de serviço confortável

d.   Ser fabricados com materiais compatíveis com os tecidos orais.

e.   Resistência à abrasão

f.   Resistência à corrosão

g.   Ser esteticamente aceitável

h.   Exigir a remoção de uma quantidade mínima de estrutura dentária

i.   Estar higienicamente limpo

INDICAÇÕES E CONTRA-INDICAÇÕES

Indicações

1.   Juntas móveis em obras de pontes móveis fixas

2. Como quebra tensões em selas e pontes de extremidade livre

3. Os attachments intracoronais são retentores eficazes para próteses parciais removíveis

4. Conector Asa para próteses seccionais

5. As secções de uma prótese fixa podem ser ligadas com acessórios intra-coronais

6. Para bloquear um conetor que une um selim no lado oposto do arco

7. Como dispositivos de emergência para a extensão ou conversão de aparelhos fixos existentes.

8. Envolvimento periodontal que contra-indica próteses parciais fixas

9. Braços de fecho labial que, de outra forma, ficariam expostos na parte anterior da boca e seriam esteticamente desagradáveis

10. Para reter próteses híbridas

Contra-indicações

1. Doentes e senis (a prótese com acessórios deve ser inserida ao longo de um trajeto de inserção preciso, o paciente deve possuir um grau médio de habilidade manual).

2. Periodontose

3. Taxa de cárie anormalmente elevada

4. Espaço inadequado para os empregar (dentes muito estreitos a nível facio-lingual).

<u>VANTAGENS E DESVANTAGENS</u>

Vantagens

1. O braço do fecho labial ou bucal pode ser completamente eliminado. Isto melhora espetacularmente a excelência estética de uma prótese, especialmente na arcada maxilar.

2. Os encaixes de precisão são menos stressantes para os dentes do pilar do que os grampos convencionais. A fixação de precisão está localizada profundamente dentro dos limites do dente, pelo que toda a tensão é direccionada ao longo do eixo dos dentes.

Desvantagens

1. O dente pode ter de ser cortado extensivamente para proporcionar o espaço necessário para acomodar a fixação intracoronal

2. Uma protuberância na coroa é criada pela fixação intra-coronal

3. O encaixe está sujeito a desgaste como resultado da fricção entre as peças metálicas. À medida que o desgaste ocorre, a porção macho fica mais solta, permitindo assim um movimento excessivo e

o risco de ferir os dentes do pilar.

4.   O tipo de retentor extra coronal estende-se para fora do dente junto ao bordo gengival, podendo ocorrer uma irritação gengival seguida de sequela inflamatória habitual.

5.   O tipo de acessório extracoronal deve ocupar o espaço imediatamente adjacente ao dente pilar, que é precisamente onde um dente de substituição deve ser idealmente posicionado.

PRECISÃO VERSUS SEMIPRECISÃO

Vantagens dos acessórios de precisão

1.   Padronização do dimensionamento dentro de uma linha individual de um fabricante, proporcionando uma fácil intercambialidade dos acessórios macho e fêmea para fins de substituição ou reparação.

2.   Menor grau de competência técnica

3.   O acessório de precisão pré-fabricado tem a vantagem de ser fabricado a partir de ligas metálicas que são mais duras e mais resistentes ao desgaste.

Desvantagens

1.   Caro e não económico para o doente

2.   Contorno proximal deficiente que ocorre na restauração

3.   A placa de ataque proximal, de lados paralelos, entra em contacto com a gengiva quando se tenta obter a máxima fixação possível.

Vantagens dos acessórios de semi-precisão

1.   Maior adaptabilidade a uma variedade de situações clínicas

2.   As variações de tamanho e forma dos dentes são facilmente acomodadas

3.   Mais económico

4.   O contorno da coroa é mais bem conseguido na área gengival com um acessório de precisão fabricado em laboratório

Desvantagens dos acessórios de semi-precisão

1.   É necessário um maior grau de competência

2.   A reparação e a substituição são mais difíceis do que com o acessório de precisão pré-fabricado devido à falta de permutabilidade do acessório personalizado.

3.   O desgaste a longo prazo dos acessórios feitos à medida torna-se um problema devido à

suavidade das ligas de ouro utilizadas.

Anexos intracoronais

Este tipo de fixação está dentro do contorno anatómico da coroa do dente natural. Proporciona uma ligação rígida entre a sela e o dente pilar e proporciona um contacto de fricção entre as superfícies paralelas da flange e da ranhura. Os encaixes modernos utilizam uma flange em forma de H que é mais forte e tem o dobro das superfícies de fricção da anterior flange em forma de T. Pelo menos quatro destes acessórios estão incluídos na prótese e têm de ser alinhados de modo a que todas as ranhuras sejam paralelas entre si para assegurar a inserção e remoção.

O principal problema encontrado na utilização de attachments intra-ocoronais é providenciar espaço suficiente no contorno do dente pilar para acomodar a parte feminina. É essencial que esta peça não se projecte sobre a margem gengival nem interfira com os contactos oclusais. Assim, é necessária uma profundidade adequada de preparação anterior-posteriormente para evitar a gengiva e deve estar disponível uma altura suficiente para proporcionar uma área de contacto de fricção tão grande quanto possível entre a ranhura e a flange.

Os attachments intracoronais são indicados para próteses unilaterais com selas delimitadas na classe III, quando os contornos dos dentes não são adequados para grampos. Quando estes são usados para próteses livres e selas, a ligação rígida entre a prótese e os dentes pilares requer que pelo menos dois dentes sejam unidos em cada lado para formar pilares duplos e se só restarem seis dentes anteriores, devem ser todos unidos para formar um pilar.

Para reduzir a carga sobre os attachments, é desejável incorporar na prótese um braço de suporte lingual rígido para o dente pilar mais distal. Este braço irá aumentar a estabilidade da prótese e também irá fornecer um plano de orientação para a inserção.

Fixação extra coronal

Estes acessórios têm a totalidade ou uma parte do seu mecanismo fora do contorno da coroa do dente pilar. Como resultado, as cargas que caem sobre o dente através do acessório são aplicadas fora do longo eixo do dente. Estes acessórios requerem um dente pilar bem suportado.

Por exemplo, Dalbo 669.

Dalbo 669 que é fornecido em dois tamanhos. Existem 3 tipos de acessórios Dalbo, rígidos, resilientes e com rotura de tensão. O acessório rígido Dalbo tem uma unidade macho cilíndrica com uma cabeça arredondada. O acessório resiliente, o mais pequeno e mais utilizado dos tipos, permite o movimento vertical e horizontal da unidade macho em forma de esfera, o que é possível devido a um espaço de relevo entre as unidades. Isto permite algum movimento vertical da base da prótese antes de ocorrer o contacto do macho e da fêmea.

Vantagens dos retentores intracoronais em relação aos extraocoronais

1.	São mais estéticos porque a retenção é conseguida através da resistência à fricção e não por braços de retenção visíveis localizados à volta dos contornos dos dentes.

2.	Proporcionam uma estabilização mais eficaz da arcada cruzada dos dentes pilares.

3.	Dirigem as forças verticais de oclusão ao longo do eixo longo dos dentes pilares porque os assentos de repouso estão localizados dentro dos contornos dos dentes pilares e mais próximos do eixo horizontal de rotação.

4.	A eficácia da retenção não é afetada pelos contornos dos dentes do pilar

5.	O número de componentes da prótese é reduzido e, por conseguinte, a tolerância deve ser melhor.

6.	Quando utilizado com o livre inferior e o selim, o movimento posterior é impedido

Desvantagens dos retentores intracoronais em relação aos extraocoronais

1.	Requerem a colocação de restaurações fundidas nos dentes pilares, o que limita a sua utilização

2.	São eficazes na proporção do seu comprimento, pelo que são menos eficazes em dentes curtos e, por conseguinte, contra-indicados para dentes curtos.

3.	Não devem ser colocados em dentes com polpas grandes porque podem levar à exposição da polpa. Envolve a remoção de estrutura dentária para que possam ser desenvolvidos contornos anatómicos nas restaurações fundidas em que os acessórios são colocados.

4.	Frequentemente, tendem a soltar-se durante a utilização devido ao desgaste por fricção das peças com a subsequente colocação de remoção, com a consequente perda de retenção e aumento da tensão de aperto nos dentes.

5.	Requerem procedimentos clínicos e laboratoriais complicados

6.	São dispendiosos e difíceis de reparar, de revestir de novo ou de rebasear.

7.	Os retentores intra-coronais são contra-indicados nas próteses parciais removíveis de extensão distal, a não ser que seja utilizado um tipo eficaz de dispositivo de quebra de tensão entre a base da prótese e o retentor intra-coronal. É necessário um dispositivo para aliviar os dentes pilares da totalidade ou de parte das forças de torção exercidas sobre eles pela sela de extensão distal móvel.

2.   REVISÃO DA LITERATURA

CLASSIFICAÇÕES

I. CLASSIFICAÇÃO DAS LIGAÇÕES POR GOODKIND E BAKER 1976

1. Anexos intra-coronais

a.   Fixações intracoronais resilientes (as fixações resilientes permitem um certo grau de movimento para ter em conta a disparidade entre a resiliência dos dentes e dos tecidos de suporte).

Por exemplo, Crismani 689-A, Crismani 689-D.

b.   Fixações intracoronais não resistentes (Fixações rígidas).

2. Anexos extracoronais

a.   Ligações extra-coronais resistentes

Por exemplo, a junta de resiliência de Crismani, a junta de resiliência de Dalbo.

b.   Anexos extra-coronais não resilientes

Por exemplo, Spang Stabilex, Spang Conex

II. OS ACESSÓRIOS PODEM SER CLASSIFICADOS CONSOANTE SEJAM PRÉ-FABRICADOS OU FABRICADOS EM LABORATÓRIO

1.   Os acessórios pré-fabricados pelo fabricante são designados por acessórios de precisão. O tipo de acessório pré-fabricado é geralmente feito de metal precioso.

Ex. Anexos de dor no ombro do canal (C.S.P.)

2.   Acessórios de plástico

Simples, mas preciso, indicado para próteses removíveis e fixas. Fácil de manusear, sem soldadura, e todos eles queimam sem deixar resíduos.

p. ex., Reineferfs Unirest B, Descanso de argamassa

III. OS ACESSÓRIOS DE PRECISÃO PODEM SER CLASSIFICADOS DE ACORDO COM

ARTICULAÇÕES RÍGIDAS OU MÓVEIS (G.E.RAY)

a. **Articulações rígidas:** (São articulações separáveis concebidas para impedir o movimento quando totalmente articuladas)

Grupo I: Ligaduras utilizadas principalmente com dentes vitais

Grupo II : Ancoragem utilizada principalmente com pul menos

b. **Articulações móveis:** (São articulações separáveis designadas para permitir um movimento específico quando totalmente articuladas)

Grupo I : Conjuntos utilizados principalmente com dentes vitais

Grupo II: Conectores utilizados principalmente em dentes sem polpa

IV. : OS ACESSÓRIOS DE PRECISÃO SÃO CLASSIFICADOS EM: (POR RAIO G.E.)

a. Fixação intracoronal

b. Fixação extracoronal

c. Conjuntos

d. Âncoras

e. Bares

f. Componentes acessórios

Anexos intracoronais

São estéticos e proporcionam uma estabilização da arcada cruzada

Anexos extracoronais

Os acessórios extracoronais têm duas vantagens em relação aos designs intracoronais, nomeadamente

1. Podem ser utilizados sem prejudicar a conceção da preparação

2. São menos limitados em termos de dimensão e podem ter maior liberdade de conceção

Por conseguinte, podem ser concebidos para proporcionar uma maior retenção e podem incluir parafusos de bloqueio ou trincos

por exemplo, fixação extra coronal Stabilex

Fixação extra coronal de Flecher

Conjuntos

Um conjunto é um acessório de precisão feito pela combinação de um acessório com um quebra-cabeças.

O papel principal de um conjunctor é permitir o movimento entre o tecido suportado e o dente suportado.

Por exemplo, o conjunctor Cuenod

Dalla bona conjunctor

Âncoras

As âncoras destinam-se a fornecer retenção e suporte para barras, próteses parciais e sobredentaduras.

Sempre que possível, a ancoragem deve ser utilizada com fixações, a fim de aliviar as juntas soldadas das tensões de corte a que os projectos rígidos são susceptíveis.

As âncoras podem ser divididas em âncoras com ;

a.   Retenção aparafusada (Blocos aparafusados)

b.   Blocos deslizantes

1.   Punho de fricção

2.   Punho de pressão

Fixações com parafusos

Os 3 tipos básicos de blocos de parafusos Hruska são núcleos sólidos, entalhados e roscados oclusalmente para aceitar pequenos parafusos com cabeças cónicas.

Sistema Schubiger

Consiste basicamente num poste roscado montado numa placa de soldadura circular. Um colar recuado desliza sobre o poste, que é mantido no lugar por meio de uma porca de capa que é aparafusada sobre o poste para se apoiar numa saliência interna do colar. O colar pode ser longo ou curto. A gola é amovível e utilizada para a fixação de uma barra (soldando a cabeça da barra à gola) ou pode ser fornecida com uma etiqueta para utilização numa ponte numa coroa isolada. Os colares curtos são utilizados normalmente para barras e os longos para coroas, etc.

Sistema Harkowitsch

Baseia-se num dos dois tamanhos de pinos de canal radicular auto-roscantes que são utilizados com uma anilha de ouro macio para manter uma tampa de raiz cimentada no lugar.

Fixações de blocos deslizantes

A ancoragem por fricção do bloco deslizante consiste em postes circulares que entram numa matriz fundida dentro do diafragma ou, quando montados em discos de soldadura (para soldar a raps de raiz), a partir de patrizes que entram numa matriz amovível.

A maioria das ancoragens de blocos deslizantes de aperto por fricção pode ser convertida em blocos deslizantes resilientes através da utilização de anilhas espaçadoras que permitirão um certo grau de resiliência vertical por exemplo, âncora de bloco deslizante Gmur

Bloco Dalla Bona Slide ou âncora Dalbostud.

Os blocos deslizantes de aperto rápido não podem ser convertidos em âncoras de resiliência porque o elemento ativo bloqueia numa ranhura pré-determinada, mas noutros aspectos são semelhantes às variedades correspondentes de aperto por fricção.

Âncora excêntrica cilíndrica de aperto rápido da Rothermann.

Âncora de bloco deslizante anterior Huser

Bares

As barras são utilizadas para retenção e suporte de pontes removíveis, próteses parciais removíveis e sobredentaduras. A sua vantagem reside na ação de esplintagem que proporcionam entre pilares isolados.

As barras redondas, em U e evitáveis são fornecidas com grampos com etiquetas para serem processadas dentro dos selins.

por exemplo, Dolder em forma de U - Barra.

Componentes acessórios

Os componentes acessórios incluem elementos de retenção, estabilizadores transversais ou bloqueios, e quebra-cabeças.

Os exemplos são :

Elementos de retenção

a. Isoclip de Guigelmetti

Quebra-stress

a. Dobradiça Strini

b. Separador de tensão de cone cilíndrico vertical

Estabilizador transversal ou bloqueio

a. Fechadura de empurrar concebida por spang

b. Fechadura Huser

V. A FIXAÇÃO DE PRECISÃO PODE SER DESCRITA COMO PASSIVA, ACTIVA, BLOQUEADA (POR EXEMPLO, RAIO)

Anexos passivos

São fabricados em secção maciça, de modo a que a matriz se encaixe na matriz à semelhança das peças encaixadas de uma serra de recortes, a retenção entre duas peças depende da precisão dos encaixes, da forma da junta e da área de contacto.

ex.: Ligação Omega passiva

Fixação passiva Beyler

Anexos activos

Diferencia-se dos acessórios passivos pelo facto de ser utilizada alguma forma de mola para proporcionar uma retenção adicional. Os dispositivos que incorporam molas de lâmina, anéis bipartidos ou colares expandidos são designados por dispositivos activos de aderência por fricção. Funcionam forçando parte da matriz contra a matriz, aumentando assim a área de contacto e o esforço necessário para as separar. A força exercida por estas molas pode ser controlada através da expansão da mola com uma lâmina de barbear ou com o kit fornecido, pelo que também são designados por acessórios ajustáveis

Exemplos de acessórios de aperto por fricção ativa são os acessórios Omega de aperto por fricção ativa. Acessório McCollum; punho de fricção ativo.

Uma outra variedade de acessórios activos utiliza um pino ou um anel dividido com mola para encaixar numa reentrância preparada dentro da matriz, de modo a que a retenção por fricção seja reforçada por uma resistência mecânica à separação. Quando as duas metades deste tipo de junta completam a sua articulação, o perno ou anel de retenção encaixa na ranhura ou fossa preparada para o efeito, pelo que são designados por encaixe ativo. A tensão da mola de ativação de um dispositivo de aperto rápido pode ser alterada. São também designados por acessórios ajustáveis.

Por exemplo, Schatzmann Snap - Fixações de punho

Os acessórios de precisão bloqueados são aparafusados por meio de um parafuso deslizante ou de um trinco (punho de fecho) ou podem ser fixados por pinos ou aparafusados.

VI. OS ACESSÓRIOS DE PRECISÃO FORAM CLASSIFICADOS DE ACORDO COM A FORMA DOS ACESSÓRIOS. (HAROLD W. PREISKEL - ACESSÓRIOS DE PRECISÃO EM MEDICINA DENTÁRIA)

A. Ligações intracoronais

As duas partes de um encaixe intracoronário são constituídas por um flange e uma ranhura. A flange é unida a uma secção da prótese e a ranhura é incorporada numa restauração que faz parte de outra secção da prótese.

Estão disponíveis dois tipos de acessórios intracoronais

a. Aqueles cuja retenção é inteiramente por fricção

Por exemplo, a unidade intra-coronal McCollum. Uma unidade bem testada com retenção totalmente friccional

b. Aqueles cuja retenção é reforçada por um fecho mecânico.

Por exemplo, a unidade Schatzmann

A retenção adicional é fornecida por um êmbolo com mola.

Dependendo das secções transversais, os anexos intra-coronais (Harold W. Preiskel) podem ser classificados em

1. *Flanges em forma de H* (a maior parte dos encaixes de modem têm-na e têm quase o dobro da área de superfície de fricção. A flange de fricção externa da unidade em forma de H reforça a fixação, sem aumentar o tamanho da parte fêmea.

2. *Flanges em forma de T*

Por exemplo, o acessório chayes. Esta unidade em forma de T continua a ser fabricada atualmente.

3. *Anexos com uma secção transversal circular.* São adequados apenas para unir duas secções de uma prótese fixa.

Os acessórios intracoronais com potencial de ajuste por fricção são :

por exemplo.

a.   A unidade Chayes pode ser ajustada abrindo as duas metades com uma lâmina de barbear ou um bisturi.

b.   A série crismani de anexos intracoronais

c.   Unidade McCollum

d.   A unidade de fixação Ancra apresenta um perfil em forma de 'H' com flange de fricção externa, enquanto a unidade macho incorpora ranhuras de ambos os lados para permitir a modificação da retenção.

e.   O T-Geschiebe 123 tem uma flange de fricção externa fundida juntamente com um braço de suporte

Os acessórios com dispositivos auxiliares de retenção :

Em alguns suportes, são incorporadas características de retenção auxiliares, de modo a proporcionar uma maior retenção para uma determinada área de fricção, embora não seja proporcionada qualquer estabilidade adicional. Normalmente, continua a ser necessário um espaço vertical mínimo de 4 mm.

a.   As unidades Crismani laterais incorporam um clipe de arame para aumentar a retenção. O acesso ao clipe é obtido através da remoção do parafuso na unidade macho. A unidade fêmea contém duas depressões para o fio de retenção e tem 7,00 de altura. Não deve ser efectuado nenhum encurtamento significativo.

b.   Alguns dispositivos consistem basicamente num pistão com mola na parte macho que encaixa num encaixe no elemento fêmea, como um simples fecho de porta de armário.

Por exemplo, o acessório Schatzmann, cuja retenção é aumentada por um conjunto de êmbolo com mola.

c.   O encaixe do fecho gengival Stern oferece um novo método de retenção adicional. A base da unidade macho é dividida e tem a forma de um fecho de porta. O resultado é proporcionar um fecho quando a corrediça macho é encaixada. Os ajustes para a retenção são efectuados com uma ferramenta construída para o efeito. São produzidos dois tamanhos de unidade, standard e miniatura. Na unidade standard, a tala tem 2,5 mm e na unidade miniatura tem 1,5 mm de altura.

d.   Micro que está entre os mais pequenos dos acessórios intracoronais com auxiliar (É uma modificação do sistema G/L) incluem uma unidade com superfícies laterais quadradas, permitindo assim que a divergência buco-lingual seja reduzida.

e.   As versões Dovetail e ESI são modificações da marcação da unidade macho. O design em cauda de andorinha simplificou a soldadura. O ESI apresenta uma placa de extensão longa que simplifica a soldadura eléctrica do macho à estrutura da prótese. Em alternativa, a extensão pode ser rugosa para permitir a retenção pela resina acrílica.

Antes de escolher um acessório com dispositivos de retenção auxiliares, devem ser considerados os seguintes factores.

a.   A granel

b.   Ajustamento

c.   Mecanismo de retenção

d.   Aparar o acessório

e.   Controlo da placa

Os encaixes de fricção intracoronais sem potencial de ajuste:

A falta de potencial de ajuste torna este tipo de unidade inadequado para próteses removíveis, uma vez que a inserção e remoção repetidas causarão o desgaste da fixação. São úteis para unir uma série de coroas sem uma via de inserção comum. Os perfis redondos são úteis quando se trata de dentes anteriores.

por exemplo, fixação de interbloqueio

O acessório Beyler oferece uma maior área de superfícies de fricção e é utilizado nos quadrantes posteriores.

Aplicações dos acessórios intracoronários

1. *Retentores:* Os attachments intra coronais são retentores eficazes e quase invisíveis para próteses bilaterais e unilaterais.

2. *Conectores :* As secções de uma prótese fixa podem ser unidas com acessórios intracoronários. Esta possibilidade pode ser útil quando;

a. As próteses não partilham uma via comum de inserção, mas podem ser ligadas de forma rígida na boca.

b. O operador prefere limitar o comprimento das peças fundidas individuais ao fazer uma prótese fixa de grande extensão.

c. O prognóstico de um pilar distal é duvidoso.

A ligação do segmento posterior com um acessório permite a remoção subsequente sem danificar a restauração principal. A ranhura de fixação pode ser utilizada para a construção posterior de uma prótese fixa

B. ANEXOS EXTRACORONAIS

Estes acessórios têm parte ou todo o seu mecanismo fora da coroa de um dente. Muitas destas unidades permitem uma certa quantidade de movimento entre as duas secções da prótese. A sua principal aplicação é em próteses de extensão distal. Podem ser utilizados para reter restaurações em espaços delimitados. Os attachments extracoronários podem ser subdivididos nos seguintes grupos.

a. Unidades de projeção

As unidades são fixadas à superfície proximal de uma coroa. Estes grupos podem ser divididos em;

1. Os que proporcionam uma ligação rígida. Por exemplo, o acessório Conex (tem paredes paralelas que proporcionam um remendo de inserção preciso)

2. Os que permitem o jogo entre os componentes. Por exemplo, unidade de projeção extracoronal Dalbo, sistema ceka com anel de retenção.

b. **Conectores**

Estas unidades ligam duas secções de uma prótese removível e permitem um certo grau de jogo.

São fabricados dois tipos básicos de juntas

1.   A articulação de rotação axial

Permite um curso vertical limitado e um movimento pré-determinado da dobradiça. Uma pequena janela é cortada na secção fêmea em torno do parafuso. Assim, a secção macho pode deslocar-se livremente para cima e para baixo dentro do limite estreito da janela. Os movimentos de rotação e laterais podem ser efectuados desmontando a fixação e aparando muito ligeiramente a unidade macho. Esta articulação pode ser integrada na fixação Scott. Steiger previu originalmente as articulações de rotação axial como conetor para a prótese de extensão distal.

2.   A articulação de rotação

Aqui não existe uma janela à volta do parafuso e, por isso, não podem ocorrer movimentos verticais. A articulação de rotação foi concebida para próteses de extensão distal unilateral, uma vez que este tipo de prótese é normalmente suportada por dentes e mucosas num lado e totalmente suportada por dentes no lado oposto. Uma vez que o movimento vertical poderia ser prejudicial para os dentes do lado suportado pelos dentes, Steiger concebeu a articulação de rotação para permitir apenas ligeiros movimentos de rotação e laterais, a fim de minimizar o binário transmitido a partir da extensão distal. O desenho incorporaria, por conseguinte, uma articulação de rotação axial que ligaria a base da extensão distal ao retentor e ao conetor principal, enquanto o retentor do lado oposto, suportado pelos dentes, seria ligado através de uma articulação de rotação. As articulações Steiger são modelos de desenhos cuidadosos e são um dos poucos acessórios em que a quantidade e a direção do movimento permitido podem ser determinadas com precisão pelo operador. Se ocorrer um desgaste apreciável, ambas as partes do acessório podem ser retiradas da boca e soldadas para as substituir. Boitel constata agora que também se obtêm melhores resultados com a utilização da articulação de rotação para próteses de base de extensão distal bilateral.

C. Fixação de pernos

Estes acessórios são assim chamados devido à forma das unidades macho que são normalmente soldadas ao diafragma de uma coroa de poste. A parte fêmea encaixa sobre a unidade macho e é incorporada na resina acrílica da prótese ou soldada a uma subestrutura metálica.

Existem alguns sistemas em que a secção macho forma partes da prótese e a parte fêmea da preparação da superfície da raiz.

Poucas fixações de pernos são totalmente rígidas, uma vez que o seu tamanho torna difícil impedir um pequeno movimento entre os dois componentes.

Nalguns acessórios, são especificamente incorporadas molas ou outros dispositivos para permitir um grau de movimento controlado. De todos os acessórios para pregos produzidos. O Dalbo é de longe o mais popular. Embora tenham sido produzidos 3 tipos de design, o design de esfera e encaixe é o mais popular. É o mais pequeno da série, com 4 mm de altura. Permite um movimento vertical e rotacional limitado entre as duas partes do acessório e tem uma secção macho de forma esférica que é fácil de limpar.

A fixação rígida Dalbo proporciona uma ligação firme entre os dois componentes, mas não consegue igualar a versatilidade da unidade bal e socket.

O modelo Battesti também tem 3 modelos. Dois permitem a translação vertical, um dos quais é do tipo bola e casquilho. O terceiro modelo é comparativamente rígido.

Alguns dos outros acessórios para pinos disponíveis são a unidade de pinos rígidos do Dr. Conod, a unidade Rothermann, as unidades Baer e Fah.

Os acessórios para pinos têm inúmeras aplicações para

1.   *Overdenture* (sendo relativamente pequenas, podem proporcionar estabilidade, retenção e apoio adicionais, enquanto o fecho positivo de certas unidades pode manter a vedação do bordo da prótese).

2.   *Pilares de prótese parital não vitais.* As cargas aplicadas nestas circunstâncias podem ser consideráveis e, por este motivo, recomenda-se uma das unidades maiores e mais resistentes.

3.   Para a retenção de uma pequena restauração suportada por um dente com um pilar não vital.

D.   Acessórios de barras

Os attachments de barra consistem numa barra que atravessa uma área edêntula unindo dentes ou raízes. A prótese encaixa-se sobre a barra e é ligada a ela com uma ou mais mangas. Os attachments de barra são de 2 categorias.

a.   Juntas de barras

Estas unidades permitem o jogo entre a dentadura e a barra. A barra é normalmente fixada a diafragmas em dentes obturados, fixando as raízes e melhorando a relação coroa/raiz. É desejável um remendo comum de inserção para os pilares de retenção, embora a divergência possa ser ultrapassada por meios mecânicos. Em alternativa, os dentes pilares podem ser coroados e estas coroas ligadas pela barra.

<u>As juntas de barras podem ser subdivididas em ;</u>

1. *Juntas de barra de manga simples*

As articulações de barra Dolder são um excelente exemplo deste tipo de fixação. Esta barra bem testada é produzida a partir de arame forjado, com uma secção transversal em forma de pera e que corre em contacto com a mucosa oral entre os pilares. Uma manga de lado aberto é incorporada na superfície de impressão da prótese e engata a barra quando a prótese é inserida.

São produzidos dois tamanhos de juntas de barras Dolder com alturas de 3,5 mm e 4,5 mm. As secções transversais são de 2,3 mm x 1,6 mm e 3,00 mm x 2,2 mm, respetivamente. Para além dos dentes artificiais, uma quantidade suficiente de resina acrílica deve cobrir o casquilho para evitar a fratura, embora possa ser utilizada uma placa metálica lingual quando o espaço é limitado. É fornecido um espaçador com esta articulação em barra para permitir um certo potencial de movimento. Os espaços são removidos após a cura da resina acrílica. A etiqueta de retenção faz parte da manga, assegurando uma excelente aderência à resina acrílica circundante.

Uma junta de barra que se tornou popular nos Estados Unidos é conhecida como Baker clip. ft está disponível em barras de calibre 12 a 14. A manga requer desbaste para proporcionar retenção para a resina acrílica, não são fornecidas etiquetas de retenção. A manga pode ser seccionada se a barra não for executada em linha reta.

2. Juntas com várias mangas

Se várias mangas curtas forem substituídas pela manga contínua, não há necessidade de a barra correr a direito e pode ser dobrada para seguir os contornos verticais, bem como a curvatura ântero-posterior do rebordo.

O projeto original de Gilmore era um acessório deste tipo e ainda hoje está disponível.

A barra de Ackerman é quase idêntica. Pode ser obtido em várias formas de secção transversal. Mas é a barra com secção transversal circular que tende a dobrar-se em todos os planos. Uma vez que esta unidade tem uma secção transversal pequena e pode ser dobrada, pode ser frequentemente posicionada com um espaço que pode ser limpo por baixo da barra, mas a barra não interfere com o posicionamento dos dentes artificiais. As pequenas unidades de manga podem ser colocadas nos locais mais convenientes.

Estão disponíveis barras mais rígidas com secções transversais em forma de pera e ovais, sendo também produzido um padrão de cera da barra. Este padrão de cera pode ser contornado para a forma correcta e depois fundido em ouro. O diâmetro tem de ser reduzido para cerca de 1,8 mm após o processo de fundição.

A junta de barra Hader é fornecida por fabricantes de modelos de plástico pré-fabricados que são adaptados ao molde principal e depois fundidos numa liga à escolha.

As uniões de barras de manga múltipla são mais versáteis do que as unidades de manga simples, mas as barras parecem ter uma rigidez ligeiramente inferior.

b. *Unidades de bar*

As unidades de barra são comparativamente rígidas, não permitindo qualquer movimento entre a manga e a barra. Embora alguma carga possa ser distribuída pela mucosa, estas próteses são principalmente suportadas pelo dente. As unidades de barra podem ser úteis quando;

1. Existem 4 ou mais dentes pilares e grandes espaços desdentados.

2. O número de distribuição dos dentes não permite a construção de uma prótese parcial retida com fecho satisfatória

3. Trata-se de zonas sedimentares com uma reabsorção considerável

4. É necessária uma imobilização rígida dos restantes dentes ou raízes.

5. A aparência dos restantes dentes naturais requer preparações posteriores

As unidades de barra proporcionam uma excelente retenção e estabilidade para uma prótese, ao mesmo tempo que fixam rigidamente os pilares. A mucosa artificial pode ser fornecida pela flange da prótese e a secção amovível pode ser recolocada ou reparada como uma prótese retida por fecho.

As desvantagens são que a barra proporciona um meio para a acumulação de placa bacteriana e o doente deve manter um bom nível de controlo da placa bacteriana e de higiene da prótese.

Não se pode esperar que pacientes enfermos com pouca destreza manual consigam lidar com tais restaurações. Outras contra-indicações são aquelas em que o espaço vertical ou bucolingual é limitado.

As próteses em barra são difíceis de construir onde podem ser aplicadas forças oclusais pesadas. Existem também dificuldades técnicas consideráveis para cobrir um espaço de mais de 4 unidades com uma unidade de barra devido às distorções que podem ocorrer.

A unidade de barra Dolder é uma unidade bem estabelecida e fiável. A barra tem lados paralelos, ao contrário do perfil em forma de pera da junta de barra. A retenção da manga é inteiramente por fricção, proporcionada pelas superfícies verticais paralelas de ambas as secções.

Sistema de canais M.P.

Estes canais MP são extremamente finos e poupam ao operador e ao técnico os problemas e despesas de fresagem. A retenção adicional entre as duas secções da unidade pode ser fornecida através da incorporação de um êmbolo na manga. Devem ser incorporadas flanges de orientação para evitar a rotação à volta do êmbolo e para obter a máxima retenção.

E.   ACESSÓRIO AUXILIAR

Este grupo misto é constituído essencialmente por

a.   Unidades de parafuso : Estes dispositivos são úteis para aparafusar e desmontar partes de uma prótese na boca, quando não existe uma linha comum de inserção do conjunto. São particularmente úteis para unir os dois componentes de uma coroa telescópica.

Prótese telescópica aparafusada

Se a estrutura exterior for fixada por pequenos parafusos, a prótese pode atuar como uma tala eficaz entre os pilares, mas ainda permite a sua remoção pelo cirurgião dentista.

Fixação por parafusos para dentes vitais

Estes componentes são normalmente constituídos por uma manga roscada de metal anterior embutida nas coifas interiores e por um parafuso correspondente que passa através da secção exterior.

Por exemplo, sistemas de retenção de parafusos CM disponíveis em diferentes tamanhos e configurações

- Parafuso e manga HP

Fixação por parafuso para dentes não vitais

Este sistema, que tem ganho popularidade, consiste num bloco metálico anterior com um orifício roscado para aparafusar, ligado a um diafragma fixado num poste. Uma secção amovível desliza sobre o bloco e é aparafusada na sua posição.

Por exemplo, a unidade Hruska com dois tamanhos diferentes de blocos disponíveis para dentes anteriores, juntamente com uma unidade de bloco adequada para dentes posteriores.

O sistema de parafuso Schubiger é extremamente versátil, consistindo basicamente num pino roscado na base que pode ser soldado a um diafragma de poste

b.   Dispositivos de fricção

Os êmbolos com mola são normalmente utilizados para aumentar a retenção entre as duas secções de uma prótese telescópica

Por exemplo, fixação Ipsoclip. O mecanismo do êmbolo com mola pode ser desmontado soltando o clipe de baionetas na extremidade oposta do êmbolo. O tipo de fixação é geralmente enterrado lingualmente na secção exterior amovível da prótese.

- Mini unidade pressurizada. Tem apenas 1,75 mm de comprimento, uma pequena mola tensiona o êmbolo. Postes divididos: podem ser utilizados em próteses seccionais

Por exemplo, P.W. Split post.

c. Parafusos

As unidades de parafusos são utilizadas para ligar as duas partes da prótese seccional na boca. Cada parte da prótese é inserida separadamente e o paciente fixa-as com o parafuso.

VII. CLASSIFICAÇÃO DOS ACESSÓRIOS DE PRECISÃO COM BASE NA UTILIZAÇÃO QUE LHES É DADA (CONCEBIDA NO INSTITUTO DE CIRURGIA DENTÁRIA, PELO SR. R.VALENTINE EM COLABORAÇÃO COM COLEGAS, EASTMAN DENTAL HOSPITAL, LONDRES).

Retentores rígidos	- Anexos rígidos (dentes não vitais)	- Ajustável	- Chayes
			- McCollum
			- Popa
			- Crismani
		- Não ajustável	- Beyeler
			- C& M643
	- Fixações rígidas (em dentes vitais)	- Todos ajustáveis	- Excêntrico
			- Bona
			- Gerber

Retentores móveis	- Acessórios móveis (Dentes não vitais)	- Dalbo
		- Crismani
	- Quebra-stress (para prótese parcial)	- Gerber hinger
		- Ancorvis hinger
	- Fixações móveis (dentes não vitais)	- Bona
	- Activadores	- Barra Dolder
	- Fechos, cavilhas, parafusos	- Bar Andrews

Dispositivos auxiliares		- Isoclip
		- Schubiger
		- Hruska

VIII. DE ACORDO COM OS TIPOS DE INSTALAÇÃO DE PRÉ-FABRICAÇÃO

FIXAÇÃO EM COROAS DE PILAR

a. *Intra coronal* Eg. Fixação McCollum Fixação Schatzmann

b. *Extra coronal ou paracoronal*

c. *Fixação interproximal Por exemplo,* Snaprox de Schatzmann

d. *Dentro de um pôntico de ponte em cantilever* Eg. Fixação Biloc com envolvente

e. *Num pôntico em consola, por exemplo,* fixação Conex por espigão.

f. *Anexos em pônticos de pontes interabutmentares*

g. *Sistemas pré-fabricados de postes de remate em coroas de raiz Por exemplo,* cilindro de retenção Gerber

<u>MECANISMO DE ACÇÃO</u>

Os retentores devem manter a prótese firmemente no lugar durante a mastigação, deglutição, fala e outras funções orais. Por conseguinte, as partes macho e fêmea devem encaixar com precisão.

A resistência à separação no seio da ligação faz-se através dos seguintes mecanismos.

i) **Atrito :** Ocorre quando paredes paralelas de corpos bem ajustados passam uma sobre a outra.

O atrito ocorre entre corpos com paredes paralelas em contacto. A força de atrito está diretamente relacionada com a área das superfícies opostas, bem como com o comprimento das paredes axiais. A forma da passagem também desempenha um papel importante.

A capacidade de retenção da fixação por fricção pode ser melhorada através da adição de elementos de retenção activos.

> Parafusos com mola nos êmbolos

> Molas de lâminas

> Anel - molas

> Parafusos

> Dispositivos de borracha

ii) **Ligação** - Ocorre quando um corpo de paredes paralelas se insere no seu local recetor.

As cargas excêntricas nos elementos de atrito produzem movimentos de inclinação, que criam um efeito de ligação adicional que aumenta significativamente a resistência à extração.

iii) **Cunha de corpos cónicos**

O atrito só entra em ação na posição terminal e perde-se assim que os corpos começam a separar-se.

iv) **Carga interna da mola** produzida por um clipe dentro de um cilindro

O atrito no interior dos retentores é frequentemente aumentado através do carregamento com grampos de mola internos. As ranhuras na parte macho permitem ajustar a pressão.

v) **Retenção ativa**

É quando um corpo tem de ser temporariamente deformado para ser retirado da sua posição totalmente sentada. A retenção ativa significa uma obstrução física à separação de outras partes. Uma parte tem de sofrer uma deformação elástica para que a separação possa ocorrer.

Retenção ativa por meio de uma protuberância na extremidade de um poste com fenda resiliente. Retenção ativa a partir de um espaçamento entre anéis.

3. DISCUSSÃO

<u>SELECÇÃO DE ACESSÓRIOS</u>

Em 1971, 126 acessórios foram listados e classificados pelo Dr. Merrill Mensor, o que é designado por E. M. attachment seletor.

Tem 5 quadros que especificam o tipo, a dimensão vertical (mínima e máxima), se é para dentes anteriores e posteriores, se a montagem é simples ou complexa, se a função é rígida ou resiliente, o tipo de resiliência, o tamanho do movimento e o tipo de retenção. Indica se o acessório é intercambiável ou substituível e, finalmente, qual o tipo de liga e material de que é feito.

O sistema de seleção de encaixe E.M. utiliza um calibre de encaixe milimétrico codificado por cores para definir o espaço vertical disponível nas regiões edêntulas de moldes ocluídos para seleção de encaixe. O calibre é feito de plástico e mede 75 mm de comprimento. Está graduado de 3 a 8 mm em incrementos de 1 mm com um código de cores correspondente. O vermelho designa 3 a 4 mm, o amarelo designa 5 a 6 mm e o preto designa 7 a 8 mm. O medidor é colocado entre os moldes ocluídos adjacentes a um dente que irá suportar um acessório. A medição é assim lida numericamente e de acordo com a cor. Os limites verticais medidos pelo medidor EM são a área comum de preocupação para todos os sistemas de conectores. O espaço disponível determinará o tipo de sistema de encaixe que pode ser utilizado. Um espaço vertical fechado limitará a seleção de encaixes disponíveis ou recomendados. Quando o espaço intermaxilar vertical é abundante, a escolha dos sistemas de encaixe é menos restritiva.

Ao selecionar um sistema de fixação;

i)   **A primeira decisão que deve ser tomada é se deve ser utilizado um acessório intracoronal,**

ii)   A segunda decisão a tomar é a de utilizar um tipo residente ou não residente,

iii)   A terceira consideração é que o maior acessório pode ser utilizado dentro de um determinado

O espaço disponível deve ser escolhido de modo a obter a máxima estabilidade, retenção e resistência para a prótese.

<u>REQUISITOS DOS ACESSÓRIOS PRÉ-FABRICADOS</u>

Devem ser cumpridos os seguintes requisitos:

1.   Restauração do aparelho mastigatório para um estado de saúde ótimo

2.   Higiene oral consistente.

3.   Localização periodontalmente adequada de todos os elementos da prótese e facilidade de

limpeza óptima.

4. Integração oclusal precisa de todas as partes da prótese no padrão de função neuromuscular individual do paciente.

5. Distribuição adequada de todos os elementos de retenção de acordo com princípios estáticos e dinâmicos.

6. Um grau igual de atrito ou de retenção ativa em todas as fixações (elementos de conceção semelhante)

7. Igual liberdade de circulação de todos os acessórios.

8. Um percurso de inserção claramente definido com paragens terminais simultâneas de todos os acessórios.

9. Rigidez de toda a superestrutura protética.

10. Ajustabilidade ou permutabilidade de todas as peças de fricção ou de retenção ativa.

11. Possibilidade de modificar a estrutura para acomodar a perda de dentes individuais (estimativa do risco).

12. Capacidade de recobrir todas as bases de próteses dentárias.

FIXAÇÕES INTRACORONAIS VERSUS EXTRACORONAIS

A decisão de um encaixe intracoronal ou extracoronal deve basear-se no tamanho e na forma dos dentes do pilar. Os acessórios intracoronais requerem mais preparação e redução dos dentes do que os acessórios extracoronais. Se forem utilizados encaixes intracoronais onde o espaço é insuficiente, o retentor do pilar ficará demasiado contornado na superfície proximal, resultando numa restauração que pode criar problemas periodontais.

Quando existe espaço adequado disponível, os encaixes intracoronais são preferidos aos encaixes extracoronais. Uma vez que os encaixes intracoronais direccionam de forma mais ideal as forças da função ao longo do eixo dos dentes pilares, quando o espaço é inadequado, pode ser utilizada uma prótese extacoronal. No entanto, os efeitos dos attachments extracoronais não devem ser negligenciados. O braço de alavanca associado ao acessório extracoronal tem o potencial de dirigir forças que nem sempre são dirigidas ao longo do eixo longo do retentor direto. Para além disso, estas extensões podem criar áreas difíceis para o paciente na manutenção da saúde dos tecidos gengivais subjacentes.

Anexos resilientes e não resilientes

O principal fator determinante da utilização de um encaixe resiliente ou não resiliente tem a

ver com as preferências pessoais baseadas em experiências educacionais e clínicas. Os encaixes resilientes permitem uma quantidade pré-determinada de movimento entre os retentores do pilar e a prótese parcial removível durante a função. Os attachments não resilientes são attachments rígidos que não funcionam.

A maior diferença de filosofia relativamente à utilização de dois tipos de attachments ocorre quando se trata de situações de desdentados de extensão distal (Classe I e Classe II de Kennedy). Teoricamente, a fixação resiliente permite que as forças funcionais sejam direccionadas para o tecido e o rebordo alveolar e a fixação não resiliente direcciona principalmente as forças funcionais verticais para os dentes pilares. Na realidade, existe alguma partilha da carga funcional em ambos os sistemas.

Em situações de extensão distal, em que está a ser utilizada uma fixação intracoronária rígida, recomenda-se a imobilização dos dentes pilares.

Os attachments menos complicados são geralmente considerados mais práticos para utilização quando todos os outros factores são considerados. Quando é possível obter uma retenção adequada com um acessório intracoronário de fricção simples, é preferível utilizá-lo a um sistema mais complexo.

PRECISION ATTACHMENTS IN SOBREDENTADURAS

F. Overdenture de fixação

A sobredentadura pode ser ligada às coifas através de cavilhas ou outros sistemas de fixação de barras e cavaletes.

Indicações

1. As raízes são mantidas para conservação do rebordo alveolar.

2. O suporte, a estabilidade e a retenção da prótese são considerações importantes.

3. A cobertura de cobertura é indicada para o controlo de cáries.

4. Os pilares fracos requerem ferulização (embora alguns acessórios possam ser utilizados sem ferulização das raízes).

5. O dentista deseja uma retenção controlada e ajustável.

6. O conforto e a aceitação do paciente são as principais preocupações. (Uma sobredentadura fixada parece-se mais com um trabalho de ponte do que uma sobredentadura sem fixação).

7. O dentista pretende minimizar, ou maximizar, a quantidade de mucosa portadora de prótese.

8. O dentista deseja uma distribuição mais equilibrada da carga mastigatória entre os pilares e os

tecidos do que é possível com uma sobredentadura telescópica convencional.

Desvantagem

1. **Mais cara do que a sobredentadura telescópica convencional.**

2. Mais difícil de fabricar.

3. Mais difícil de manter.

4. Alguns acessórios são volumosos e, por conseguinte, podem causar problemas estéticos e de espaço oclusal.

5. Os doentes com destreza manual limitada podem ter dificuldade em inserir a prótese.

Superioridade da sobredentadura de fixação

A sobredentadura de fixação é muito superior a outros tipos de sobredentaduras ou outras formas de próteses de sobreposição. Pode aproximar-se mais dos resultados obtidos com as próteses dentárias fixas e as próteses parciais de precisão do que é possível com as sobredentaduras telescópicas e as próteses completas. O paciente está mais seguro na sua utilização do que com uma prótese completa. Assim, desfruta de maior conforto, função e uma aparência mais natural.

Quer seja utilizado um acessório extra-coronal ou intra-coronal, o dentista deve fazer a sua seleção com base no seu conhecimento de factores como a) relação coroa/raiz pretendida, b) tipo de coifas, c) espaço vertical disponível, d) número de dentes presentes, e) quantidade de suporte ósseo, f) localização dos pilares, e h) se a sobredentadura deve ser um aparelho suportado pelo dente **ou** i) pelos tecidos dentários. Além disso, factores como o tipo de j) dentição oposta são importantes, por exemplo, se é uma prótese completa, uma sobredentadura ou uma dentição natural k) problemas de manutenção e, o menos importante, o l) custo. Estes princípios de seleção serão considerados em pormenor quando se discutir a fixação específica

Anexos resilientes ou não resilientes

Muitos dos acessórios mais populares estão disponíveis em modelos resilientes e não resilientes. Trata-se de um mecanismo para controlar a distribuição das forças de mastigação uniformemente sobre a mucosa portadora da prótese e os pilares de suporte. Os attachments devem ser seleccionados com base nesta ação.

1. Uma fixação resiliente reduz as forças verticais e laterais nos pilares, distribuindo mais carga mastigatória pelos tecidos. Isto é conseguido através do fabrico de um espaço de 0,5-1 milímetro entre a sobredentadura e a estrutura metálica. Quando a prótese não está a funcionar, repousa inteiramente sobre a mucosa. Só durante a função (depois de os tecidos terem comprimido 0,5-1 milímetro) é que as forças verticais são transmitidas à subestrutura e, consequentemente, às raízes. A

resiliência é uma vantagem especial quando a base da prótese se ajusta mal devido a reabsorção alveolar, fabrico defeituoso, uma base de prótese inadequadamente ajustada ou erros na cimentação da subestrutura (o espaço ajuda a acomodar os erros de ajuste acima referidos).

Utilizar acessórios resistentes

a) Para um aparelho com suporte tecido-dente.

b) Com pilares muito fracos, quando é necessário um suporte máximo dos tecidos.

c) Quando existem apenas alguns pilares.

d) Quando funciona em oposição à dentição natural.

e) Quando funciona contra um aparelho não resistente.

f) Quando se pretende uma ação multidirecional.

g) Com base de dentadura mínima.

2. Um acessório não resiliente, como o próprio nome indica, não permite qualquer movimento vertical durante a função. Se o aparelho for totalmente suportado pelos dentes, os pilares devem suportar toda a carga mastigatória.

Naturalmente, se a prótese assenta nos pilares e na mucosa ao mesmo tempo, então a mucosa também suporta alguma da carga durante a função. Um acessório com algum movimento de rotação deve ser utilizado numa situação destas. Compensa alguma da carga funcional nos pilares, direccionando algumas destas forças para a mucosa de suporte.

Esta carga máxima é menos stressante para os pilares restaurados não resilientes quando a base da prótese é alargada e bem adaptada à mucosa de suporte.

Utilizar acessórios não resistentes

a) Quando não é indicado qualquer movimento vertical, mas pode ser desejável uma ação de rotação.

b) Com um aparelho de suporte para todos os dentes.

c) Com um aparelho suportado pelos tecidos dentários.

d) Com pilares fortes.

e) Quando funciona contra uma dentadura completa.

f) Quando funciona contra uma sobredentadura resistente.

g) Quando a base da prótese é grande e bem ajustada

h) Quando o espaço intra-oclusal é limitado.

Utilizações de tipos gerais de acessórios de precisão

1. Acessórios para barras

a)   Para a ferragem de pilares.

b)   Para retenção, estabilidade e apoio.

c)   Sempre que exista espaço vertical adequado.

d)   Pode ser utilizado com todos os tamanhos de coifa.

e)   Preferência pessoal.

2. Fixação de pernos

a)   Para retenção, estabilidade e apoio,

b)   Quando o espaço vertical é limitado (depende da seleção do perno específico).

c)   Utilizado geralmente com remates curtos.

d)   Pode ser posicionado estrategicamente ao longo de um vão esplintado de pilares.

e)   Para um apoio máximo dos tecidos.

f)   Preferência pessoal.

3. Acessórios auxiliares

a)   Fixação do êmbolo com mola

Apenas para retenção. Geralmente utilizado para engatar o lado de coifas longas ou médias.

Pode ser utilizado para a retenção com barras. Preferências pessoais.

b)   parafusos

Para uma fixação firme. Para fixação com outro sistema de fixação.

Para condições especializadas

Seleção de acessórios de barra

Uma caraterística importante do encaixe de barra é a sua esplintagem rígida dos pilares. Contudo, requer mais espaço vertical, facial e lingualmente do que um encaixe de pino. Existem dois tipos básicos de encaixes de barra com base na sua forma e ação. Por exemplo: 1. unidade de barra e 2. Articulação de barra.

1. *Factores a ter em conta na seleção da barra*

Unidade de barra - Como o nome indica, actua como uma unidade fixa. Esta barra tem paredes paralelas que proporcionam uma fixação rígida com retenção por fricção. Devido à forma da barra, não haverá movimento de rotação ou vertical da prótese de sobreposição.

Este acessório pode ser utilizado com coifas longas, médias ou curtas, mas apenas quando este aparelho se destina a ser suportado pelo dente e não é indicada uma ação de quebra de tensão. Nunca é utilizado quando é indicada uma articulação em barra (uma ação móvel).

No entanto, pode ser utilizada uma articulação de barra como substituto da unidade de barra; quando a articulação de barra não é espaçada e quando a prótese é suportada pelo dente.

Barjoint- Tem um contorno curvo, que permite que a prótese gire ligeiramente em torno da barra. Esta ação minimiza a torção da barra (e, claro, das raízes) durante a mastigação e permite que os tecidos assumam parte da carga. A articulação da barra também pode apresentar movimento vertical com a prótese. Uma vez que o caso típico de sobredentadura envolve pilares fracos, a articulação em barra mais suave é preferível à modificação rígida.

É um acessório muito útil quando utilizado

a)   Proporciona uma ação vertical e/ou rotativa.

b)   Para retenção, apoio e estabilidade.

c)   Para a ferragem de pilares.

d)   Utilizado com coifas curtas.

e)   Utilizado com coifas curtas.

f)   Disponível como resiliente.

g)   Contraindicado com um espaço intra-oclusal mínimo.

2. Número de barras de fixação aplicáveis a próteses amovíveis.

a)   Barra Dolder

b)   Bar Hader

c)   Bar Andrews

d)   Ceka

e)   Octalink

f)   C.M.bar

g)   Canais M.P.

h)   Barra Ackerman

i)   Barras personalizadas

G. Seleção da fixação do pino

Está disponível uma grande variedade de encaixes de pinos para utilização em sobredentaduras. A maioria consiste num pino macho fixado ao diafragma da coifa. A fêmea que encaixa no pilar macho é processada no lado do tecido da prótese. Estes componentes encaixam um no outro quando a sobredentadura é inserida. Geralmente, a retenção é obtida por um encaixe por fricção da fêmea no macho, ou por uma ação do tipo "snap" quando a fêmea encaixa num corte inferior no macho. A maioria dos encaixes de pinos está disponível como encaixes não resilientes ou resilientes.

1.   *Factores a ter em conta na seleção dos garanhões*

Considere estas características ao selecionar um dispositivo de fixação de pernos:

a)   Pode ser utilizado em coberturas simples.

b)   Pode ser posicionado estrategicamente numa tala de suporte.

c)   Pode ter um perfil muito mais estreito e mais baixo. Isto significa que um pino: pode ser utilizado com uma coifa curta para um espaço muito favorável; permite uma sobredentadura altamente estética devido à sua largura estreita.

d)   Disponível numa grande variedade de modelos, desde os mais simples aos mais complexos.

e)   Disponível nas variedades não resiliente ou resiliente.

f)   Produz a sobredentadura menos volumosa.

g)   Para retenção, estabilidade e apoio.

h)   Limitada na sua utilização em pilares simples muito fracos e não aplainados.

i)   Pode permitir o movimento da prótese em várias direcções.

j)   Preferência pessoal.

2.   Seguem-se alguns exemplos de alguns acessórios de pernos comuns:

a)   Dalla Bona

b)   Gerber

c)   Ceka

d)   Rothermannn

e)   Gmur

f)   Huser

g)   Schubiger

h)   Ancrofix

Seleção do acessório auxiliar

Os acessórios auxiliares estão na categoria de parafusos especializados ou de acessórios do tipo êmbolo com mola.

Os acessórios com botão de pressão, como os tipos Ipsoclip e IC, têm um êmbolo com mola. Este êmbolo encaixa numa pequena depressão preparada na coifa ou na superfície de uma barra. Podem proporcionar uma retenção auxiliar com coifas ou barras longas ou médias. São utilizados apenas quando não está programado qualquer movimento de rotação no aparelho, embora possam ser utilizados quando existe resiliência vertical. Por conseguinte, são frequentemente utilizados quando os dentes do pilar estão presentes em mais do que um plano. A seleção de um acessório de botão de pressão específico deve basear-se nas características do acessório em questão.

1. **Características do acessório de tipo êmbolo**

Estas são algumas características do acessório de êmbolo:

a) Pode encaixar coifas longas e médias para manter uma sobredentadura telscópica.

b) Pode ser utilizado para engatar barras para retenção.

c) Alguns são autónomos ou têm peças substituíveis.

d) Algumas podem ser processadas na base da prótese de resina acrílica, soldadas ou fundidas na coifa secundária de uma sobredentadura.

e) Pode ser utilizado para adicionar retenção adicional a uma prótese de sobreposição já existente.

2. **Fixação do tipo êmbolo.**

Abaixo estão listados alguns dos acessórios do tipo êmbolo:

a) Ipsoclip

b) Pressomatic

c) Ligação IC

Destes, o acessório IC é simples na conceção e de baixo custo.

3. **Seleção da fixação do parafuso auxiliar**

Os parafusos têm uma utilização bastante limitada nas próteses de sobredentadura, mas podem tornar-se um complemento inestimável dos encaixes em situações especiais. Os parafusos contribuem com uma caraterística fixa e amovível para uma prótese de sobreposição e permitem uma modificação mais fácil da prótese.

Os parafusos podem ser utilizados para a fixação de pontes amovíveis, para a fixação de barras a pilares e como fixações de coroas individuais. Os parafusos serão considerados nas seguintes condições.

1. Fixação com pontes fixas e amovíveis

2. Para a fixação individual de coroas.

3. Para a união de barras a coifas dentadas em dentes divergentes.

4. Com uma prótese de barra, em que a barra pode ser removida para facilitar a modificação.

5. Preferência pessoal.

4. **Parafusos de fixação**

A seleção de parafusos é bastante limitada. De todos os parafusos, a fixação Schubiger é a mais utilizada em próteses de sobredentadura. É utilizado na maioria das condições acima mencionadas, com exceção da ancoragem de uma coroa unitária, e será analisado com mais pormenor mais adiante neste texto.

O sistema de parafusos VK pode ser utilizado para a fixação de coifas primárias às raízes, ou para a fixação de coifas secundárias ou barras aos pilares de suporte.

ACESSÓRIOS DE PRECISÃO PRÉ-FABRICADOS

ANCORADOR ZEST

As sobredentaduras simples suportadas pela raiz podem tornar-se mais eficazes se incorporarem um acessório radicular intracoronal, como a âncora Zest.

O anexo

A âncora Zest é um acessório ideal para utilizar com uma prótese de sobreposição para proporcionar retenção e suporte. O facto de este acessório específico poder ser utilizado com ou sem coifas torna-o um acessório ideal quando se considera a economia ou um plano de tratamento intermédio.

Este sistema de fixação tem vários componentes fêmea, poste macho branco com espaçador, poste de transferência azul com espaçador, tampa de suporte, fêmea substituta vermelha, haste cerâmica com fêmea, broca de dimensionamento e broca número quarenta e dois.

Vantagens

1. Ultrapassa qualquer problema de espaço porque a fixação é feita dentro da estrutura da raiz.

2. A influência sobre o dente pilar é insignificante, uma vez que a parte de fixação se encontra muito abaixo do nível do osso alveolar.

3. O procedimento de fixação é simples, pode ser efectuado rapidamente ao lado da cadeira e pode ser feito sem qualquer moldagem.

4. Nos casos em que é utilizado mais do que um dente, o paralelismo não é necessário devido à flexibilidade do macho de nylon.

Desvantagem

1. Suscetível a cáries, uma vez que a moldagem ou coifa é feita sobre a estrutura da raiz.

2. Os pernos de nylon podem ficar amolgados, impedindo o assentamento da aplicação, especialmente se forem utilizados vários, ou podem mesmo fraturar.

3. Acumulação de alimentos no encaixe feminino se o doente tentar comer sem a prótese colocada.

Função de ligação

A fêmea é cimentada num recesso especial preparado dentro da porção oclusal de uma raiz não vital com uma broca de dimensionamento especial. O macho de nylon, que proporciona a retenção, é processado no interior do lado do tecido da prótese. A retenção e o suporte positivos são conseguidos quando a porção do sino terminal do macho encaixa no rebaixo interno da fêmea quando a prótese é inserida.

Componentes do Zest Anchor

Abaixo estão listados vários componentes do Zest.

1. **Broca de dimensionamento de diamante.** Esta broca de diamante especial é utilizada para preparar um recesso na raiz para receber a parte fêmea da âncora Zest. Está disponível para uma fêmea padrão e uma mini-fêmea. Também está disponível para se adaptar a uma peça de mão do tipo trinco ou de aperto por fricção.

2. **Female,** esta parte do acessório, que é cimentada na raiz preparada, está disponível em tamanho standard, para raízes grandes, e em tamanho mini, para raízes mais pequenas.

3. **Macho de nylon branco,** este pilar macho é processado no lado do tecido da base da prótese. Encaixa no rebaixo fêmea quando a sobredentadura é inserida.

4. **Manga de centragem macho.** A manga de centragem macho encaixa-se sobre o poste macho e ajuda a posicionar com precisão o macho dentro da fêmea durante o fabrico para uma retenção eficaz.

5. **Tampa de suporte.** A tampa de suporte permite ao dentista encaixar uma raiz com uma fêmea, mas não a ativa para retenção. Uma vez que não tem esfera terminal, apenas fornece apoio vertical e lateral à prótese sobre a colocação.

6. **Macho de transferência azul.** Este macho simulado, com o seu casquilho de centragem, é utilizado durante os procedimentos de revestimento, ou durante o fabrico original quando se utiliza a técnica indireta para posicionar o pino macho branco no interior da prótese. O seu diâmetro é mais pequeno do que o de um macho real (o poste macho branco). Por conseguinte, é mais facilmente removido com a impressão mestre. O macho de transferência é descartado após o fabrico da prótese.

7. **Fêmea de substituição vermelha.** Utilizada com os machos de transferência azuis para as técnicas acima descritas.

8. **Espaçador macho.** Utilizado para criar um espaço dentro da base da prótese, de modo a que o pilar macho regular possa ser apanhado diretamente na boca utilizando resina autopolimerizável.

9. **Vareta de cerâmica com encaixe fêmea.** Este conjunto é utilizado para colocar uma fêmea de metal no padrão de coping de cera para produzir uma fundição de ouro com uma fêmea de metal.

10. **Broca número quarenta e dois.** Utilizada para fazer um orifício no meio da raiz no molde mestre para receber um espaçador macho. Esta técnica é utilizada quando o macho deve ser posicionado diretamente sobre a prótese na boca.

Técnicas básicas

Existem duas técnicas básicas para gerir o paciente com uma sobredentadura ancorada Zest a.	A abordagem indireta envolve o posicionamento prévio das fêmeas em dentes tratados endodonticamente. Em seguida, os machos de transferência são colocados nas fêmeas e é efectuada uma impressão mestre das áreas de suporte da prótese e das raízes, com as fêmeas equipadas com machos de transferência. Os machos de transferência são retirados com a impressão e as fêmeas são encaixadas nos pilares, de modo a produzir um molde principal com as fêmeas de substituição posicionadas com exatidão no molde. A prótese de sobreposição é fabricada nos moldes de forma a que os machos sejam fabricados com precisão na base da prótese.

b.	A abordagem direta envolve o fabrico prévio da prótese de sobreposição sem os machos. Depois de a prótese de sobreposição ser entregue ao dentista, os dentes tratados endodonticamente são encaixados com as fêmeas. Os machos são então fixados em recessos especiais dentro da prótese diretamente na boca com resina autopolimerizável.

Procedimento indireto

Etapas do procedimento indireto

1.	Exame, diagnóstico, plano de tratamento

2.	Terapia periodontal e endodontia

3.	Preparações

4.	Inserir as fêmeas nas raízes

5.	Colocar o macho de transferência em fêmeas cimentadas

6.	Fazer o molde principal para a prótese de sobreposição com os machos de transferência retirados em posição

7.	Colocar fêmeas substitutas vermelhas ou, de preferência, fêmeas normais sobre os machos na impressão

8.	Verter a impressão para produzir um molde com fêmeas de transferência bloqueadas na posição.

9.	Takeocclusalregistration

10.	Preparar e articular os dentes

11.	Colocar os machos brancos no molde dentro das fêmeas

12.	Prótese de sobreposição de processo com machos no lugar

Preparação da raiz e assentamento de fêmeas

1.	Para este tratamento, toda a terapia periodontal e extracções devem ser concluídas vários meses antes da consulta operatória inicial

2.	Utilizar uma peça de mão de alta velocidade com uma broca de fissura de carboneto para reduzir os dentes até aproximadamente 3-4 mm acima dos tecidos gengivais inicialmente

3.	Se a endodontia não tiver sido efectuada anteriormente, pode ser realizada nesta altura. Este tratamento é muito simplificado pela remoção prévia da coroa e redução da raiz. Com um melhor acesso ao canal do dente, o canal pode ser manipulado mecanicamente com um contra-ângulo de engrenagem de redução e brocas apropriadas, um contra-ângulo especial com alargadores do tipo trinco, ou com instrumentação manual. Apenas a porção apical da raiz é preenchida para permitir espaço adequado para o pilar da fêmea.

4.	Cada superfície radicular é agora reduzida com uma broca de diamante no mesmo plano, ligeiramente acima da gengiva. Este corte de ajuste é efectuado em ângulo reto em relação à trajetória de inserção da sobredentadura (em relação aos cortes inferiores dos tecidos moles e ao canal pulpar de cada dente). Ao efetuar este corte, ou redução, pare quando estiver a 0,5 a 1,0 milímetros da gengiva (no seu ponto mais próximo). Isto produz a relação coroa - raiz mais favorável, com pouco perigo de a fêmea ficar abaixo do sulco gengival. Lembre-se, a superfície da raiz deve ser suficientemente alta para permitir uma periferia redonda. A superfície cortada e contornada não deve ficar submersa abaixo da gengiva. Caso contrário, a gengiva irá proliferar sobre os pilares.

5.	Para preparar um recesso no canal, perfure um orifício piloto de seis milímetros no canal com uma broca redonda número dois. Perfurar estes orifícios piloto paralelamente uns aos outros e ao trajeto de inserção. Ao fazer os orifícios piloto onde as fêmeas não devem seguir o canal radicular, devido a diferenças no trajeto de inserção e devido aos cortes inferiores do tecido mole e do osso, deve ter-se cuidado para não perfurar a parede da raiz. Ao preparar recessos em dentes com raízes múltiplas, não perfurar o assoalho pulpar.

6.	Em seguida, alargar os três a quatro milímetros oclusais do orifício piloto com uma broca redonda de fissura ou número seis para um tamanho ligeiramente mais pequeno do que o corpo principal da fêmea. Isto elimina o excesso de perfuração com a broca de dimensionamento.

7.	Preparar o rebaixo da fêmea com a broca especial de diamante. É preferível utilizar um contra-ângulo de redução a uma velocidade lenta para evitar movimentos excessivos que possam sobredimensionar o recesso, ou mesmo partir a parte da coluna da broca. Se a abertura for inadvertidamente demasiado grande, de modo a que a fêmea não encaixe corretamente, preencha o recesso com amálgama ou um material de enchimento composto e volte a preparar. Se o canal não puder ser seguido, remover tanto a parte da coluna da broca como a fêmea, ou utilizar a mini-broca e a mini-fêmea. O orifício deve ser perfurado de modo a que seja criado um recesso muito, muito ligeiro na superfície oclusal da raiz com a parte do disco da broca. A fêmea encaixar-se-á neste recesso como um inlay.

8.	A fêmea está agora pronta para ser cimentada nas raízes. Misturar o cimento da coroa e da ponte até obter a consistência correcta para cimentar um inlay. Introduzir o cimento profundamente no recesso com uma broca lentulo-espiral. De seguida, insira um encaixe macho na fêmea com a manga de centragem em posição. Adicione cimento à fêmea e, utilizando o macho inserido como pega, insira a fêmea no recesso. Manter uma pressão firme sobre o macho até à presa inicial do cimento.

9.	Após a presa final do cimento, remover o pilar macho e todo o excesso de cimento.

10.	A superfície da raiz está agora pronta para a preparação final e acabamento. Com uma broca de diamante fina, remova todos os cantos afiados na periferia da raiz. Contorne, modele e perfure em direção à margem gengival, mas termine este contorno e a margem da raiz aproximadamente 0,5 milímetros acima da gengiva. Finalmente, polir a superfície da raiz com discos apropriados e rodas de borracha.

Procedimento indireto para o processamento de machos na prótese

1.	Depois de as fêmeas terem sido cimentadas nas raízes, os pinos de transferência azuis, com os seus casquilhos de centragem, são agora inseridos nas fêmeas em cada raiz. Estes pinos machos têm uma retenção ligeiramente inferior à dos machos brancos, e serão retirados facilmente com a impressão.

2.	Num molde de estudo previamente fabricado, construir uma moldeira personalizada para uma impressão mater. Faça furos na moldeira sobre a área dos pilares macho. Estes orifícios minimizam a possível distorção ou deslocação dos postes de transferência macho.

3.	Uma vez que os dentes estão reduzidos à crista gengival, a arcada pode ser tratada como se fosse edêntula. Por conseguinte, a moldeira é aparada com massa de moldagem para produzir um registo preciso das ligações periféricas dos tecidos moles. Pode ser efectuada uma impressão mestre com uma pasta de impressão de óxido de zinco ou mesmo com material de impressão à base de borracha. Registar a área do rebordo de suporte da prótese e as raízes com as respectivas fêmeas. Os pilares de transferência são então retirados para dentro do material de moldagem. Esta impressão pode ser efectuada com o material de impressão da sua escolha.

4.	Quando a impressão é removida, notará que as extremidades dos pilares macho se estendem para fora do material de impressão. Colocar as fêmeas de reserva ou as fêmeas de substituição vermelhas sobre as extremidades destes machos de transferência. Estas fêmeas devem ser encaixadas firmemente sobre os pilares, mas com cuidado para não deslocar os machos.

5.	Verter o molde utilizando a impressão, com as fêmeas de transferência bem fixadas no lugar. As fêmeas de transferência tornam-se agora parte integrante do molde principal (representando as fêmeas na boca do paciente).

6.   O molde mestre para o fabrico da sobredentadura está agora concluído.

7.   Este molde mestre é utilizado para fabricar uma moldeira oclusal com aros de cera para registo oclusal. Esta moldeira oclusal pode ser uma moldeira de goma-laca, uma moldeira feita de resina autopolimerizável ou mesmo a estrutura metálica utilizada como parte da prótese final.

8.   Para uma maior retenção e estabilidade aquando da realização de registos oclusais, a moldeira pode ser equipada com o branco. Zest brancos. Para o efeito, coloque um orifício na moldeira sobre cada fêmea de transferência para receber os postes macho brancos. Fixar o macho à moldeira ou à estrutura metálica, com uma cera dura ou resina autopolimerizável. A utilização dos machos brancos durante o registo oclusal também ajuda na configuração dos dentes da prótese.

9.   Os registos oclusais são agora efectuados com a técnica da sua escolha.

10.   Os registos oclusais são utilizados para articular os moldes num articulador adequado.

11.   Antes da colocação dos dentes da prótese, inserir firmemente o macho branco em cada fêmea. Empurre para baixo cada manga de centragem para posicionar corretamente cada macho. Isto faz com que a esfera do macho encaixe firmemente no rebaixo da fêmea para uma retenção máxima.

12.   Remover com gesso todos os cortes inferiores à volta das raízes.

13.   Preparar os dentes da prótese. A prótese é então verificada na boca para verificar a oclusão e qualquer modificação estética.

14.   Cera, festoon, frasco, embalagem e acabamento como faria com qualquer prótese completa convencional

15.   Remover a manga de centragem e o excesso de flash à volta de cada pilar macho. A prótese está agora pronta para ser inserida.

Técnica direta

Na técnica direta, a sobredentadura é primeiro fabricada sem os machos Zest. As fêmeas são colocadas nos pilares, os machos são encaixados nas fêmeas e, em seguida, encaixados diretamente na sobredentadura na boca. O recesso no interior da sobredentadura para receber os machos pode ser preparado pelo dentista no consultório ou processado na sobredentadura utilizando espaçadores especiais para machos. O procedimento seguinte descreve a técnica direta utilizando espaçadores macho para preparar um recesso no interior da sobredentadura para receber o macho diretamente na boca.

1.   Utilizando o procedimento da sua escolha, efectue um molde mestre das áreas do rebordo de suporte da prótese e da dentição existente. O molde resultante será tratado de forma semelhante à de uma inserção de prótese imediata.

2. Fabricar moldeiras personalizadas para registar o registo oclusal. Montar os moldes num articulador adequado.

3. Aparar os dentes do molde para simular os pilares reduzidos. Remova os dentes do molde que vão ser extraídos mais tarde.

4. Utilizando uma broca número quarenta e dois numa peça de mão reta, prepare um orifício no molde de cada raiz que será equipada com uma fêmea Zest. Seguindo o longo eixo de cada dente, efetuar os furos paralelamente ao percurso de inserção.

5. Introduzir os espaçadores especiais vermelhos nestes orifícios. Os espaçadores ajudam na colocação dos dentes, proporcionando espaço adequado para o macho de nylon. Se os orifícios forem perfurados corretamente, os espaçadores macho devem estar na posição correcta sobre cada raiz. Os espaçadores serão removidos após o processamento da sobredentadura, deixando um recesso no lado do tecido da prótese para acomodar o cubo do macho branco. Pode efetuar ajustes a estes recessos ou ao macho de nylon, se necessário.

6. Colocar os dentes da prótese, articular, encerar e colocar o festo como faria com uma prótese completa convencional.

7. A prótese é semi-blocada, totalmente blocada, processada e polida com o espaçador colocado.

8. Remover os espaçadores macho, deixando recessos na base da sobredentadura para receber os pilares macho. A sobredentadura é agora entregue ao dentista para inserção.

9. Agora os dentes devem ser preparados para receber as fêmeas Zest. Os dentes tratados endodonticamente são preparados para receber as fêmeas, como descrito anteriormente. As fêmeas são cimentadas e a prótese está pronta para a inserção e posicionamento dos pilares masculinos.

10. Os dentes a serem removidos devem ser extraídos nesta altura.

11. De seguida, testar o ajuste da sobredentadura para ter a certeza de que assenta passivamente nos tecidos quando está em posição. Se estiver presente alguma oscilação, remova qualquer material de prótese que possa estar a interferir com as raízes preparadas ou com as fêmeas.

12. Colocar uma pequena quantidade de vaselina nas fêmeas antes de inserir os machos. Isto evita que a resina autopolimerizável entre nas fêmeas. Encaixe o macho de nylon branco, com a manga de centragem, na fêmea cimentada até sentir um encaixe definitivo. A manga de centragem deve estar firmemente encaixada na fêmea. Esta manga serve para posicionar o macho no alinhamento correto para encaixar a fêmea sob o corte e impede a entrada de resina acrílica na fêmea.

13. Insira a prótese para se certificar de que assenta passivamente sobre o cubo macho. Se tal não acontecer, aparar o cubo ou alargar a reentrância macho no interior da sobredentadura até esta assentar

passivamente.

14. Retirar a prótese. Com um pincel pequeno, pinte uma pequena quantidade de resina acrílica autopolimerizável à volta e especialmente por baixo do cubo macho saliente.

15. Colocar uma pequena quantidade de resina na reentrância do lado do tecido da sobredentadura

16. Inserir cuidadosamente a prótese na posição correcta. O doente deve ser instruído para fechar suavemente em oclusão e para manter esta posição até a resina acrílica endurecer. Assim, o macho é processado no local pela resina autopolimerizável com a prótese em oclusão.

17. Após a cura do acrílico, remover a sobredentadura, aparar o excesso de flash e remover os casquilhos de centragem. A sobredentadura está agora pronta a ser utilizada.

MINI ZEST ANCHORAGE

O mini zest é mais pequeno do que o Zest normal, com aproximadamente 3,25 milímetros de comprimento. Por este motivo, é frequentemente mais aplicável nas seguintes situações.

1. Deve ser utilizado em raízes de menor diâmetro, como as laterais superiores, algumas raízes de bicúspides, anteros inferiores e na câmara pulpar de dentes multirradiculares.

2. Também pode ser utilizado quando a câmara pulpar dos dentes é muito divergente do trajeto de inserção.

PROCEDIMENTOS DE REVESTIMENTO E REENROLAMENTO

Se o problema não for corrigido, o torque causará danos graves nos restantes pilares de suporte. As sobredentaduras instáveis têm de ser revestidas ou reembasadas.

1. Se existirem sulcos graves na sobredentadura, aparar o interior da flange da prótese o suficiente para remover esses sulcos.

2. Remova todos os encaixes macho e escareie a base da prótese adicional para criar espaço para o material de impressão e os novos machos Zest.

3. Colocar os postes de transferência azuis nas fêmeas. Os machos devem ser posicionados corretamente com os casquilhos de centragem, tal como descrito anteriormente.

4. Reposicione a prótese na boca para assegurar que a prótese assenta passivamente sobre os pilares macho. Caso contrário, remova a resina acrílica adicional sobre cada pilar ou corte o centro dos machos.

5. Retirar a prótese, secá-la bem e, em seguida, pintar um material adesivo no interior da sobredentadura. Faça um molde de revestimento com o material da sua escolha. Faça com que o doente se incline suavemente para a oclusão, enquanto molda a prótese através do corte dos músculos.

6.   Quando o material de impressão assentar, remover a prótese. Os pilares macho ficarão retidos no material de moldagem.

7.   Colocar as fêmeas de transferência sobre cada macho

8.   Verter a impressão com material de pedra e aparar a base de fundição dura

9.   Montar com precisão o molde com a sobredentadura retida num dispositivo de reembasamento, tal como faria em qualquer procedimento de reembasamento convencional. Separar o dispositivo de reembasamento, deixando a impressão dos dentes incisais e oclusais no membro superior e o molde no membro inferior.

10.   Retirar o molde do dispositivo e retirar a sobredentadura. Remova os dentes da prótese e insira-os nos respectivos índices de gesso.

11.   Colocar os machos Zest brancos nas fêmeas de transferência bloqueadas no modelo mestre. Posicionar a manga de centragem e bloquear todos os cortes inferiores da raiz com gesso.

12.   Reposicionar o molde no dispositivo de revestimento e fechar o dispositivo com os dentes em posição. Aparar o cubo macho se este bater contra algum dente da prótese. Encerar os dentes na posição correcta. Encerar a base da prótese e completar a sobredentadura, como descrito anteriormente.

13.   A prótese reembasada está agora pronta para ser colocada.

Substituição de postes machos partidos

Muitas vezes, quando os rebaixos dos tecidos moles ou ósseos são excessivos, é difícil para o doente inserir corretamente a sobredentadura. Neste caso, a inserção causará uma flexão excessiva do macho e, por conseguinte, favorecerá a quebra. Ocasionalmente, o doente desenvolverá o hábito de morder a sobredentadura no local. Este é um mau hábito, uma vez que aumenta a probabilidade de quebrar os pilares macho.

A quebra excessiva, ou o desgaste prematuro dos pilares macho, deve-se normalmente a causas específicas; por exemplo, uma oclusão deficiente, flanges de dentadura demasiado alargadas, fêmeas desalinhadas, uma sobredentadura mal ajustada, ou quando o processo alveolar reabsorveu excessivamente. A substituição dos pilares masculinos não deve ser efectuada sem corrigir a causa do desgaste excessivo; caso contrário, a quebra continuará.

Substituir os machos

1.   Retire o pilar macho da base da prótese. Remova o acrílico adicional para criar espaço para o novo pilar macho.

2.	Introduzir um macho branco na fêmea

3.	Insira a sobredentadura para se certificar de que encaixa passivamente no macho.

4.	Remover a sobredentadura e o pilar macho

5.	Coloque uma pequena quantidade de vaselina na fêmea e insira o macho firmemente no sítio. Alinhe o macho encaixando firmemente a manga de centragem. Em seguida, retire o excesso de vaselina.

6.	Coloque uma pequena quantidade de resina autopolimerizável à volta e por baixo do cubo do pilar macho e uma quantidade mínima no recesso da prótese.

7.	Inserir a sobredentadura e fazer com que o paciente feche ligeiramente a oclusão até a resina acrílica curar

8.	remover a prótese da boca. Remover a manga de centragem e qualquer excesso de flash acrílico. A sobredentadura está agora pronta para ser inserida.

RESOLUÇÃO DE PROBLEMAS COM O ZEST ANCHOR

O Zest também pode ser utilizado diretamente com coifas previamente construídas onde outros acessórios falharam sob uma sobredentadura. Para solucionar uma falha deste tipo com uma âncora Zest, siga estes procedimentos.

1.	Faça furos piloto através das peças fundidas com uma broca redonda número quatro, tendo o cuidado de não perfurar a raiz. Continuar com uma broca redonda número dois na raiz, aproximadamente seis milímetros

2.	Alargar o furo na peça fundida com uma broca de fissura de carboneto para receber a broca de calibre de diamante

3.	Utilize a broca de fissura de carboneto para aplanar e tornar paralela a superfície oclusal das coifas para receber a área plana da broca de diamante. Isto minimizará a perfuração que é necessária com a broca de dimensionamento de diamante para produzir o recesso fêmea.

4.	cimentar a fêmea no molde como se fosse uma incrustação. A âncora Zest também proporciona retenção para a cobertura, actuando como um poste.

5.	Insira os machos de nylon nas fêmeas e processe-os no local previamente construído, conforme descrito anteriormente.

Fixação de pernos

Os sistemas de ancoragem com pinos são particularmente úteis como retentores para próteses overlay. São versáteis na sua conceção e aplicação.

Os pinos são geralmente utilizados em coifas curtas, onde podem ser montados em pilares independentes ou colocados estrategicamente ao longo de uma extensão de pilares esplintados. Está disponível uma grande variedade de pinos, permitindo ao dentista limitar e redirecionar a carga máxima sobre a mucosa e os pilares.

Um perno pode ser resiliente (e assim permitir um ligeiro movimento vertical) ou não resiliente. Tanto os pernos resilientes como os não resilientes podem também oferecer "liberdade de articulação", em que a prótese roda como uma articulação de barra.

A colocação de parafusos prisioneiros pode ser considerada para algumas das seguintes condições

1. Para retenção, estabilidade e suporte de uma prótese de sobreposição.

2. Em coifas curtas individuais com suporte ósseo adequado

3. Em coifas curtas individuais demasiado distantes umas das outras para serem utilizadas com barras.

4. Para colocação estratégica numa extensão esplintada de coifas curtas

5. Para colocação estratégica em coifas esplintadas quando se prevê a perda de um pilar

6. Onde o espaço vertical é limitado

7. Para uma estética máxima, o que não é possível com a maioria dos sistemas de barras

8. Para um apoio máximo dos tecidos

9. Para utilização com coifas sob as bases de dentadura de próteses parciais

10. Preferência pessoal

Utilização de pinos resilientes

Uma fixação resiliente permite que o tecido se comprima ligeiramente antes de ser transmitida qualquer carga ao pilar. É normalmente preferível.

1. Quando existem apenas alguns pilares

2. Quando os pilares têm um suporte ósseo mínimo

3. Para próteses suportadas por dentes de tecido

4. Quando funciona em oposição à dentição natural

5. Quando funciona contra um aparelho não resiliente (não utilizar contra outro aparelho resiliente).

6. Quando é desejável uma ação multidirecional (quebra de tensão)

7.   Quando existe uma base de dentadura mínima

8.   Para compensar a reabsorção de tecidos, próteses mal adaptadas ou erros na cimentação da estrutura

Utilizar fixação de pinos não resilientes

Uma fixação não resiliente não permitirá o movimento vertical (no entanto, pode permitir a rotação). É preferível.

1.   Quando não é indicado qualquer movimento vertical

2.   Quando se pretende uma prótese suportada por todos os dentes

3.   Quando se pretende um aparelho suportado por tecido dentário

4.   Com pilares fortes com suporte ósseo máximo (uma metade ou mais).

5.   Quando funciona contra uma prótese resistente

6.   Quando é possível uma base de prótese grande e bem ajustada

7.   Quando o espaço interoclusal é reduzido

8.   Em frente a uma prótese completa

Outros acessórios para pregos

1.   Dalla Bona

2.   Introfix

3.   Ancrofix

4.   Gerber

5.   Gmur

6.   rotehrmannn

7.   Huser

8.   Schubiger

9.   Ceka

Os acessórios Gerber e as suas funções

O sistema de pinos Gerber é um acessório de pinos versátil utilizado habitualmente. Consiste num pilar macho soldado ao coping e numa fêmea retentiva fixada na base da prótese de sobreposição. O encaixe Gerber é fornecido em dois tipos diferentes - uma forma resiliente e uma forma não resiliente.

O poste macho é composto por duas partes - uma base roscada, que é soldada ao diafragma de um coping, uma manga amovível com um rebaixo retentivo. A fêmea resiliente é constituída por um calço de cobre de alojamento fêmea, uma mola helicoidal, uma manga de retenção da mola, uma mola em C e um retentor roscado. A fêmea não resiliente não tem calço de cobre, mola helicoidal ou manga de retenção da mola. Também são utilizadas ferramentas convenientes no fabrico - chave de fendas fêmea, chave de fendas macho, mandril de paralelização, barra de aquecimento e um corno de soldadura.

Procedimentos clínicos e técnicos

1.	Exame, moldes de estudo, diagnóstico, planeamento do tratamento

2.	Profilaxia, curetagem de tecidos moles, instruções de cuidados domiciliários

3.	Fabrico de sobredentadura provisória em moldes de estudo

4.	Redução de coroas clínicas

5.	Terapia endodôntica inicial (pode ser concluída)

6.	Extracções

7.	Conclusão da terapia periodontal

8.	Inserção de sobredentaduras provisórias

9.	Terapia endodôntica final (se não estiver concluída)

10.	Marcações cirúrgicas

11.	Procedimentos laboratoriais

12.	Inserção de prótese

Gerber não resistente

A técnica de fixação Gerber não resiliente é semelhante à descrita acima, mas com uma exceção. Como não é resistente, a sobredentadura e a fêmea repousam sobre os tecidos, coifas e pilares macho numa posição passiva, não sendo necessário qualquer espaçamento.

Vantagens do acessório Gerber

1.	Proporciona uma retenção, estabilidade e apoio adequados

2.	A sua retenção é leve e facilmente ajustável com molas ajustáveis e facilmente substituíveis

3.	Todos os seus casquilhos são intercambiáveis e substituíveis, com exceção da base de parafuso macho.

4.   Pode ser utilizado em conjunto com barras, especialmente quando utilizado com a base de parafuso Schubiger.

5.   Pode ser processado diretamente na sobredentadura ou posicionado na boca com resina autopolimerizável.

Desvantagens do acessório Gerber

1.   Trata-se de um acessório complexo e os problemas de manutenção são relativamente comuns. A manga macho pode soltar-se. As partes internas da fêmea podem deslocar-se quando o parafuso de fixação se desenrosca.

2.   A sua grande dimensão vertical torna-o pouco prático para um espaço intra-oclusal mínimo

3.   Requer um conjunto de ferramentas para o seu fabrico e manutenção

4.   Os anexos devem ser paralelos

5.   O Gerber permite muito pouca ação rotacional, pelo que a torção dos dentes do pilar ocorrerá com a reabsorção alveolar.

DALLA BONA ATTACHMENT

O Dalla Bona é um acessório de pino simples que constitui um excelente acessório de sobredentadura, disponível numa série resiliente ou não resiliente. É útil quando o espaço vertical é mínimo e quando se deseja rotação, resiliência e retenção. Consiste num pino macho de peça única soldado ao coping e numa fêmea de peça única processada dentro da prótese. Está disponível em dois tipos: cilíndrico e esférico. Uma das formas tem mesmo uma mola interna enrolada, tal como o Gerber resiliente. Esta mola é muito parecida com a Gerber resiliente. Esta mola ajuda a controlar o movimento vertical.

1.   Cilíndrico Dalla Bona

O poste cilíndrico macho tem paredes paralelas sem rebaixo. A lamela fêmea encaixa perfeitamente nos postes macho, proporcionando uma retenção por fricção. Um anel de PVC encaixa-se à volta das lamelas fêmeas. Isso ajuda na fabricação e permite que as lamelas se flexionem. A Dalla Bona cilíndrica deve ser paralela, portanto, os postes machos devem ser montados usando um mandril de paralelismo e um transportador.

2.   Esférico Dalla Bona

A Dalla Bona esférica é semelhante à cilíndrica, mas a coluna masculina é esférica. Esta esfera fornece um corte inferior retentivo que é engatado pelas lamelas retentivas da fêmea. Se for utilizado um espaçador durante o fabrico, esta fixação será resiliente; sem o espaçador, será não resiliente.

Vantagens

O acessório Dalla Bona é um acessório relativamente isento de problemas, simples de utilizar, fabricar e manter. Será considerado em vez da forma cilíndrica.

1.	O seu comprimento total varia entre 3,3 milímetros (cilíndrico) e 3,7 milímetros (esférico), pelo que é adequado para espaços intra-oclusais curtos.

2.	Proporciona uma retenção firme e definitiva.

3.	Pode ser processado na sobredentadura no laboratório ou montado na boca utilizando uma resina de polimerização automática.

4.	É menos dispendioso do que o Gerber

5.	O paralelismo da Bona esférica é menos crítico do que o da Bona cilíndrica.

6.	Os postes macho podem ser duplicados como padrões de resina. Estes podem ser montados em moldes de coifa e fundidos como uma única unidade.

Desvantagens

1.	A ação de retenção da fêmea é muito rígida e difícil de ajustar

2.	O colar que retém o encaixe da fêmea na prótese é demasiado pequeno. Por conseguinte, a fêmea pode soltar-se com os ajustes e a utilização normais. Muitas vezes, é necessário soldar uma barra na parte superior da fêmea (neste caso, deve ser temperada) ou cortar ranhuras no colar para uma retenção adicional.

3.	Os machos devem ser paralelos, nomeadamente na forma cilíndrica.

4.	Pode ocorrer algum torção e inclinação do pilar, particularmente se forem aplicadas forças na parte superior do pino cilíndrico e se a coifa não estiver perfeitamente ajustada à base da prótese.

O ACESSÓRIO ROTHERMANN

O Rothermann consiste num pino sólido (que é soldado às coifas) e numa fêmea tipo fecho (que é montada na sobredentadura). Tal como muitos encaixes de pinos, está disponível em modelos resilientes e não resilientes. A forma resiliente tem um macho mais alto e é fornecida com espaçadores especiais. É aplicável quando o espaço interoclusal é limitado, uma vez que o modelo não resiliente tem uma dimensão vertical de apenas 1,1 milímetros e o resiliente de apenas 1,7 milímetros.

O macho apresenta um rebaixo definido apenas num dos lados do cilindro. Uma linha de marcação na oclusão indica a posição do rebaixo máximo. O macho deve ser soldado à coifa de modo a que esta linha (e o rebaixo abaixo dela) fique posicionada facialmente. Desta forma, os braços do fecho da fêmea alcançarão a parte lingual para encaixar o rebaixo e a barra como argola de retenção cairá na parte lingual da dentadura. Não irá interferir com a configuração do dente e será bloqueado numa resina mais espessa.

Vantagens

1. Uma das suas características mais importantes é o seu perfil extremamente baixo

2. Tem uma retenção adequada, que é facilmente ajustada, semelhante aos fechos de uma prótese parcial com fecho.

3. O paralelismo dos machos não é crítico, mas deve ser estreitamente paralelo para um melhor funcionamento.

4. O centro de auto-soldadura torna-o o mais fácil de soldar de todos os acessórios

5. Os postes macho não se partem

6. O clipe fêmea está bem fixado na resina

7. Os postes macho são facilmente duplicados para padrões de resina

Desvantagens

1. A inserção da fêmea na cadeira é difícil ou mesmo perigosa, pelo que as fêmeas são melhor processadas no local, no laboratório.

2. deve estar presente um volume de prótese suficiente para fixar a lingueta fêmea

3. Está disponível um macho de transferência para o revestimento ou reembasamento, mas a orientação correcta deste macho no material de impressão é difícil e propensa a erros.

4. É difícil bloquear corretamente as áreas do espigão macho e do fecho fêmea, pelo que o acrílico bloqueia frequentemente os dois juntos durante o processamento.

ACESSÓRIOS DIVERSOS PARA PREGOS

Fixação Ancrofix

O Ancrofix é semelhante ao Dalla Bona esférico com um pilar macho arredondado que fornece o rebaixo para retenção. A fêmea é processada no interior da sobredentadura. O acessório consiste numa base macho que é soldada ao diafragma de coping, um botão de manga amovível que fornece o rebaixo, a fêmea tem lamelas ajustáveis que encaixam no rebaixo macho para retenção. Um anel de teflon cobre as lamelas da fêmea, semelhante ao Dalla Bona. Este acessório tem 3,2 milímetros de altura. Pode ser tornado resiliente removendo o pequeno botão localizado no topo do pino macho e espaçando os copings. O casquilho macho também pode ser intercambiado com os acessórios machos introfix de fixação sólida.

Anexos Introfix e Gmur

É necessária uma fixação mais rígida, particularmente como suporte e retenção de pontes removíveis ou próteses parciais sobrepostas, bem como para todas as sobredentaduras suportadas por dentes.

Os anexos inrofix e Gmur satisfazem estes requisitos

1.   **O Introfix**: Este acessório tem um poste macho cilíndrico com ranhuras que é encaixado pela fêmea para retenção por fricção. Consiste em (1) uma base macho (semelhante à base Ancrofix); (2) uma secção de pino removível com ranhuras que se aparafusa na base macho; (3) uma fêmea que se encaixa sobre o macho. Está disponível em dois tamanhos diferentes - 4,7 milímetros e 6 milímetros de comprimento. A sua utilização é indicada para reter e suportar pontes fixas removíveis, próteses parciais sobrepostas ou uma sobredentadura suportada por todos os dentes. Uma vez que o pilar macho é intercambiável com o do Ancrofix, uma prótese introfixa suportada por todos os dentes pode ser ligada a uma sobredentadura Ancrofix resiliente e com quebra de tensão.

2.   **O acessório Gmur** também é um pino de fixação rígido que é indicado para apoiar e reter pontes removíveis fixas ou próteses parciais de sobreposição. O macho é uma haste cilíndrica sólida de uma peça. A fêmea contém uma manga dividida que desliza sobre o pilar macho para uma retenção de fricção ajustável

Cravo Bona Puffer

Esta fixação de pinos tem uma mola helicoidal no interior da fêmea com uma translação vertical de aproximadamente 0,8 milímetros. Esta translação é demasiado grande para a compressibilidade limitada da maioria dos tecidos de suporte. Para compensar este movimento vertical, os copings devem ser espaçados apenas 0,5 milímetros, limitando assim a sua ação. Este acessório pode ser utilizado quando o movimento vertical e rotacional da prótese é uma caraterística desejável. Mas devido à sua grande altura vertical, superior a 5 milímetros, a sua utilização é limitada pelo espaço vertical disponível.

ACESSÓRIOS DE BARRA

Os encaixes de barra consistem numa barra metálica que une dois ou mais pilares e um mecanismo de acompanhamento processado na área dos tecidos da sobredentadura. Este mecanismo encaixa-se na barra para reter a prótese. Os encaixes de barra estão disponíveis comercialmente numa grande variedade de formas ou podem ser facilmente fabricados "à medida".

A unidade Bar

Esta barra tem paredes paralelas que proporcionam uma fixação rígida com retenção por fricção. Pode ser utilizada para retenção com coifas longas, médias ou curtas, mas apenas quando o aparelho se destina a ser um aparelho suportado por todos os dentes (ou seja, quando não é indicada nenhuma quebra de tensão ou ação rotacional). Nunca é utilizada quando é indicada uma articulação de barra (quando é necessária uma ação rotacional ou vertical), no entanto, pode ser utilizada uma articulação de barra sempre que for indicada uma unidade de barra.

O bar comum

A ação deste acessório permite um movimento de rotação ou vertical. Trata-se de um acessório com quebra de tensão. Tem um contorno arredondado ou semi-arredondado para que o clip de retenção e a prótese possam rodar ligeiramente durante a mastigação.

A articulação em barra fixa os pilares, retém os apoios e estabiliza a sobredentadura. E tal como a unidade de barra, pode ser utilizada com coifas longas, médias ou curtas. No entanto, ao contrário da unidade de barra, uma junta de barra minimiza as forças nos pilares através da sua rotação sem stress. Uma vez que o pilar típico da sobredentadura é extremamente fraco, a união de barras é geralmente preferida à unidade de barras.

O BAR DOLDER

Um acessório de barra ideal é a barra Dolder. Foi concebida para unir dois ou mais pilares para proporcionar apoio, estabilidade e retenção para a sobredentadura. Este acessório de barra é fabricado em duas formas - uma junta de barra e uma unidade de barra. Também está disponível em dois diâmetros e comprimentos diferentes.

a. A articulação de barra em forma de pera foi concebida para proporcionar uma ação vertical e rotacional, pelo que é indicada quando se pretende uma fixação resistente e sem tensão. Também pode ser utilizada como uma unidade de barra para uma prótese suportada por todos os dentes, fabricando a sobredentadura sem movimento vertical planeado.

b. A unidade de barra tem a forma de um U invertido com paredes paralelas. Não permite movimentos de rotação ou verticais; por conseguinte, apenas fornece retenção e apoio, mas maximiza a carga matricial sobre os pilares.

Função da sobredentadura

A liberdade de movimento vertical, proporcionada pelo espaçador de fio auxiliar e pela folha de chumbo que cobre as coifas durante o fabrico, permite aproximadamente 0,5 a 1,0 mm de espaço para movimento durante a função. Em repouso, a sobredentadura assenta passivamente apenas nos tecidos alveolares. Existe um espaço entre o conjunto barra - coifa e o lado do tecido da concha da sobredentadura. Existe agora uma retenção máxima, uma vez que o clip encaixa no corte inferior da barra.

Durante a mastigação, a dentadura move-se verticalmente. Agora é suportada pelos tecidos alveolares e pela estrutura da barra de coping suportada pela raiz. Não existe espaço sobre a barra e as coifas. Os dentes do pilar e os tecidos moles absorvem agora a função máxima da prótese.

Quando o tecido de suporte é fino, como na arcada inferior, o tecido pode ser comprimido apenas ligeiramente antes de a prótese assentar na subestrutura da barra de coping. Nesta situação, deve ser deixado um espaço de aproximadamente 0,5 mm. Nos tecidos resilientes mais esponjosos e fibrosos, a compressão do tecido é geralmente maior. Poderá ser necessário um espaço de aproximadamente 1 mm.

Ajustar a retenção

A retenção da sobredentadura é facilmente aumentada ou diminuída ajustando os flanges da concha para proporcionar a retenção desejada.

Dobrar o rebordo lingual irá deprimir a base distal da prótese. Dobrar o flange labial tende a manter o segmento anterior para baixo. Estes ajustes podem ser feitos facilmente, inserindo um instrumento afiado entre as lâminas de retenção e a base da prótese e aplicando uma ligeira pressão para dobrar a flange. Esta retenção não deve ser excessiva, caso contrário, a estrutura e os pilares serão sujeitos a tensões excessivas.

A unidade do bar Dolder

A unidade Dolder Bar é um excelente acessório quando se pretende uma sobredentadura não rotacional totalmente apoiada nos dentes. Este desenho de barra pode ser indicado se existirem vários pilares. A unidade de barra não é arredondada como a junta de barra, mas tem paredes paralelas. A fricção entre estas paredes e o casco proporciona a retenção. Tal como a junta de barra, a unidade Dolder está disponível em dois tamanhos. O maior tem uma dimensão vertical de barra de quatro a cinco mm. O mais pequeno, uma dimensão vertical de 3,6 mm.

Como a unidade de barra tem paredes paralelas, a concha feminina não se flecte muito durante a inserção. Isto significa que a unidade deixa menos espaço aberto do que a articulação onde o tecido pode proliferar.

O sistema Hader Bar

O sistema Hader é um excelente acessório de barra. Semelhante à barra personalizada, o sistema Hader consiste num padrão de barra de plástico com extensão gengival e pequenos clipes de plástico que são processados na sobredentadura. Este sistema tem algumas vantagens em relação a outros; a extensão gengival do padrão de barra de plástico pode ser aparada para se adaptar ao rebordo. Para além disso, os clips gastos podem ser facilmente substituídos no consultório utilizando uma ferramenta de assentamento especial.

Componentes da ligação

Os componentes do sistema Hader são

1.	Padrão de barras de plástico (1,8 mm de diâmetro, altura vertical 5,7 mm)

2.	Clips de plástico (5 mm de comprimento, 3 mm de espessura, 4 mm de altura)

3.	Cavaleiros de modelação utilizados no processamento para criar uma ranhura para os clips

4.	Ferramenta de assentamento de clips

Vantagens do sistema Hader

O sistema de barras Hader tem algumas vantagens reais em relação a outros sistemas de barras.

1.	O padrão de barras de plástico é facilmente adaptado às diferenças nas superfícies do rebordo gengival e à curvatura gengival

2.	O padrão de barras de plástico simplifica a técnica de laboratório, eliminando um passo de soldadura

3.	Os suportes de plástico proporcionam uma retenção adequada e são facilmente substituídos.

4.	A sua ação de articulação rotativa alivia as tensões dos dentes do pilar.

A principal desvantagem deste sistema é o seu cavalete de plástico que não pode ser alterado para uma retenção adicional. No entanto, os suportes metálicos ajustáveis podem ser utilizados para eliminar este problema. Para além disso, não existe a possibilidade de desenvolver a função vertical com a sobredentadura.

O bar Gaerny

Este sistema de retenção foi modificado a partir do conceito de pino de ombro de canal. A retenção é assegurada por um contacto preciso entre as superfícies praticamente paralelas das coifas interiores e exteriores e o contacto semelhante entre as barras de ligação e as mangas. Não são utilizados pinos. Para proporcionar uma área de contacto adequada, é normalmente necessário um comprimento de coroa de cerca de 5 mm.

Gaerny (1969) acreditava que os espaços interdentários deveriam ser obliterados por pequenas barras de ligação entre as coifas internas fixas. Ao fazê-lo, considerou que a deposição de placa ficaria restrita à secção removível sobrejacente e, assim, seria facilmente deslocada quando essa parte da prótese fosse retirada. Esta ligação ao nível gengival contribuiu para a rigidez da subestrutura e permitiu um espaço vertical generoso para a unidade amovível.

A vantagem de utilizar unidades do tipo êmbolo, onde a área de superfície de fricção era limitada. Os parafusos foram utilizados tão raramente quanto possível, tendo em conta os problemas de controlo da placa bacteriana à volta das cabeças dos parafusos e os pequenos nichos à volta dos parafusos. Os parafusos foram utilizados apenas quando era inevitável, devido ao trajeto de inserção da matriz, onde os pilares estavam acentuadamente inclinados. Foram utilizados acessórios intra-coronais nos pilares inclinados distais.

A opinião atual não favorece nem a invasão do espaço interdentário, nem a volumosa restauração montada de contorno limitado. No entanto, as restaurações extremamente bem sucedidas a longo prazo

Os resultados foram reivindicados e demonstrados. O controlo da placa bacteriana por parte do doente deve, naturalmente, desempenhar um papel importante no prognóstico, tal como acontece com qualquer prótese.

A PONTE DE ANDREWS

Um desenvolvimento interessante na prótese de barra foi concebido por Andres (1966). Ao contrário de outros sistemas de barras, estas unidades pré-fabricadas eram feitas de aço inoxidável maquinado com precisão, em vez de uma liga de ouro. Foram reivindicadas resistências à tração e ao escoamento muito elevadas para o material, de modo a que a barra pudesse ser fina e ocupasse um espaço vertical mínimo.

Foram fabricados dois tipos de barras: uma barra simples para utilizar anteriormente e uma barra dupla para as aberturas. Estas barras estavam disponíveis em três comprimentos de três curvaturas diferentes. Cada curva era um segmento de círculo e as combinações permitiam a adaptação à maioria das situações clínicas. Uma vez que a barra fazia parte do arco de um círculo, simplificava a reconstrução no caso de um paciente perder ou danificar a secção amovível.

Uma das vantagens é a sua resistência, enquanto a construção curva permite a utilização de barras anteriormente, onde a secção reta habitual não pode ser utilizada. Para qualquer situação, Andrews recomendou a utilização da barra com a maior curvatura possível, proporcionando assim um comprimento máximo e, consequentemente, mais superfície de fricção e maior resistência ao desgaste. Também resultava numa trajetória de inserção mais crítica que reduzia a possibilidade de deslocamento acidental da prótese.

A barra posterior proporcionou uma maior retenção e resistência a todas as forças de deslocação, e estavam disponíveis versões mais pequenas de barras simples anteriores e barras duplas posteriores quando o espaço vertical era restrito. Tal como acontece com todas as outras próteses com barra, foi necessário um planeamento cuidadoso com especial atenção à avaliação do espaço vertical e bucolingual disponível, juntamente com um exame da mucosa a ser coberta pela barra. A pequena secção transversal simplificou o controlo da placa e o desenho da restauração.

Barras simples podem ser usadas para restaurações posteriores desde que não seja necessário reduzir a altura da barra. Isto era útil quando o espaço bucolingual era restrito, ou quando o pilar anterior estava bem avançado na arcada. O ajuste para o desgaste era uma caraterística invulgar da unidade, pois ajustava-se a barra e não a manga.

Foi afirmado que a soldadura de uma barra a uma restauração de ouro não interferia com a sua resistência à corrosão ou propriedades mecânicas, mas o processo de soldadura em si parecia mais complicado do que o habitual. De facto, quando se tratava de restaurações posteriores, foi sugerido um assento de descanso oclusal rebaixado para os dentes pilares, para reforçar esta junção crítica, e foi recomendado que se preparasse um fecho mecânico na barra para assentar no contorno da coroa do pilar. Para além dos efeitos mecânicos deste bloqueio, também proporcionou uma maior área de contacto para a solda. Como em qualquer prótese retida por barra, o desenho da preparação deve permitir uma quantidade adequada de metal perto da margem gengival.

Preparações do pilar

Todos os tipos de próteses de barra requerem um caminho comum de inserção para a secção fixa da restauração, a menos que tenha sido incorporado um sistema auxiliar. A retenção de um pilar é muitas vezes severamente reduzida num esforço para o alinhar com os outros e, consequentemente, a restauração do pilar pode subsequentemente soltar-se sob a carga aplicada pela remoção da prótese.

Os acessórios intracoronários podem ser soldados a unidades de barra, ligando-as ao pilar inclinado. O problema aqui é o espaço vertical para o acessório intracoronal. Em segundo lugar, se a secção gengival do acessório estiver dentro do contorno da coroa, a secção oclusal pode estar bem dentro da câmara pulpar, se o dente estiver acentuadamente inclinado. Os conectores que aparafusam a barra à coroa na boca ultrapassam os problemas pulpares, mas as dificuldades de controlo da placa bacteriana são mais evidentes quando existe falta de espaço vertical. Uma coroa telescópica em que a secção externa é soldada à barra não resolve as complicações do espaço vertical, uma vez que o contorno proximal do coping interno seria uma armadilha de placa inaceitável se fosse para corrigir um pilar inclinado. As soluções mecânicas para o molar inclinado podem ser consideradas quando a altura da coroa clínica for superior a 5 mm.

As forças de deslocação aplicadas através da barra às coroas do pilar podem causar distorção da restauração e, por esta razão, os retentores de cobertura parcial não podem normalmente ser recomendados. Uma vez que a barra é soldada às coroas, é necessário um volume suficiente de metal perto das margens. Recomenda-se a preparação de um ombro ou câmara adjacente à barra, pois isso contribuirá para a resistência das margens da coroa, que são então propensas a danos sob carga.

Correção da distorção da barra

Quando se experimenta um molde metálico na boca, é possível que se descubra uma ligeira rocha. Se esta rocha for ligeira, a montagem terá de ser dividida, embora possa não necessitar de remarcar completamente a manga: ilustra a importância de assegurar que a secção fixa da prótese se encaixa perfeitamente antes de uma manga ser posicionada ou encerada e fundida. A barra é dividida, utilizando um disco de carborundum muito fino, e os pilares são cuidadosamente assentes nas suas respectivas preparações, assegurando que não existe agora qualquer rocha. As duas secções da peça fundida são unidas com gesso de impressão e toda a peça fundida é então removida numa impressão de localização global utilizando impregum. As matrizes são agora colocadas nas respectivas peças fundidas e a barra é soldada na sua localização correcta.

Acessórios auxiliares

Parafusos

Parafusos de fixação

Uma fixação roscada consiste geralmente numa manga metálica encerada no modelo para se tornar parte integrante do coping primário fundido, e um parafuso que passa através do membro secundário sobreposto - como uma coroa ou barra - para encaixar a manga roscada. Um sistema de parafuso simples, como o Hruschka, fixa firmemente duas unidades. Tem uma utilização muito limitada em próteses de sobredentadura. A sua utilização é mais adequada para pontes fixas e amovíveis.

Parafuso de fixação Schubiger

Um excelente acessório de parafuso frequentemente utilizado na técnica de sobredentadura é o Schubiger. Este acessório é um sistema de tipo parafuso muito versátil, utilizado com combinações de barras e Gerber.

O sistema de fixação Schubiger é composto por uma base roscada, uma manga que se encaixa no perno roscado e um parafuso roscado interno que se enrosca na base do perno, bloqueando a manga na sua posição. A sua versatilidade deve-se ao facto de a sua base de parafuso ser comum à base de parafuso Gerber; é, portanto, completamente intercambiável. Assim, uma sobredentadura com parafuso de schubiger e barra de fixação pode ser modificada para uma prótese de fixação Gerber. Este acessório é indicado quando as coifas com cavilhas devem ser esplintadas com uma barra, mas os pilares são demasiado divergentes para uma trajetória comum de inserção da coifa. Esta situação é facilmente resolvida com a montagem do parafuso Schubiger. Este acessório é considerado quando as coifas esplintadas com uma barra podem ter de ser removidas posteriormente. Esta caraterística amovível é desejável quando o prognóstico de alguns dos pilares é questionável. Mais tarde, quando um pilar fraco for perdido, a barra pode ser removida. A prótese é então modificada para uma sobredentadura Gerber.

ACESSÓRIOS DE TIPO ÊMBOLO

A retenção auxiliar pode ser obtida através de acessórios do tipo êmbolo, como IC, Iposoclip e pressomatic

Estes acessórios têm um êmbolo que encaixa numa pequena depressão redonda numa parede de cobertura ou no lado de uma barra. Os sistemas IC e ipsoclip têm êmbolos com mola, sendo o IC o de construção mais simples. O êmbolo da unidade Pressomatic tem um cartucho de borracha que mantém a pressão sobre o êmbolo.

Fixações Ipsoclip e Pressomatic

O Ipsoclip é composto por um êmbolo metálico, uma mola helicoidal, uma caixa e um parafuso de fixação. Está disponível em duas formas - uma modificação de carregamento pela parte de trás e uma modificação de carregamento pela parte da frente para manutenção deste acessório.

O Ipsoclip e o Pressomatic estão disponíveis em metal normal e de alta fusão para soldar, ou para a técnica de fundição direta com metal de alta fusão para receber a porcelana.

O Ipsoclip pode ser utilizado para aumentar a retenção de uma coifa metálica secundária sobre uma coifa primária, para melhorar a retenção com um conjunto de barra plana ou para incorporar esses acessórios na parte de sobreposição de uma prótese telescópica.

Quando o Ipsoclip é incorporado na coifa secundária, recomenda-se a utilização da unidade de carregamento posterior. Se o acessório for incorporado na coifa primária - no cavalete da barra - ou no interior de uma coifa secundária de resina - utilizar a unidade de carregamento frontal.

Ligação IC

A ação e a função desta unidade autónoma são semelhantes às do ipsoclip.

Um encaixe IC é um excelente encaixe para aumentar a retenção de uma sobredentadura telescópica.

Técnicas básicas

Existem duas técnicas básicas para gerir o paciente com uma sobredentadura ancorada Zest

a.	A *abordagem indireta* envolve o posicionamento prévio das fêmeas em dentes tratados endodonticamente. Em seguida, os machos de transferência são colocados nas fêmeas e é efectuada uma impressão mestra das áreas de suporte da prótese e das raízes, com as fêmeas equipadas com machos de transferência. Os machos de transferência são retirados com a impressão e as fêmeas são encaixadas sobre os pilares, de modo a produzir um molde principal com fêmeas de substituição posicionadas com exatidão no molde. A prótese de sobreposição é fabricada nos moldes de modo a que os machos sejam fabricados com precisão na base da prótese.

b.   A *abordagem direta* envolve o fabrico prévio da prótese de sobreposição sem os machos. Depois de a prótese de sobreposição ser entregue ao dentista, os dentes tratados endodonticamente são encaixados com as fêmeas. Os machos são então fixados em recessos especiais dentro da prótese diretamente na boca com resina autopolimerizável.

Procedimento indireto

Etapas do procedimento indireto

1.   Exame, diagnóstico, plano de tratamento

2.   Terapia periodontal e endodontia

3.   Preparações

4.   Inserir as fêmeas nas raízes

5.   Colocar o macho de transferência em fêmeas cimentadas

6.   Fazer o molde principal para a prótese de sobreposição com os machos de transferência retirados em posição

7.   Colocar fêmeas substitutas vermelhas ou, de preferência, fêmeas normais sobre os machos na impressão

8.   Verter a impressão para produzir um molde com fêmeas de transferência bloqueadas na posição.

9.   Takeocclusalregistration

10.   Preparar e articular os dentes

11.   Colocar os machos brancos no molde dentro das fêmeas

12.   Prótese de sobreposição de processo com machos no lugar

Preparação da raiz e assentamento de fêmeas

1.   Para este tratamento, toda a terapia periodontal e extracções devem ser concluídas vários meses antes da consulta operatória inicial

2.   Utilizar uma peça de mão de alta velocidade com uma broca de fissura de carboneto para reduzir os dentes até cerca de 3-4 mm acima dos tecidos gengivais inicialmente

3.   Se a endodontia não tiver sido efectuada anteriormente, pode ser realizada nesta altura. Este tratamento é muito simplificado pela remoção prévia da coroa e pela redução da raiz. Com um melhor acesso ao canal do dente, o canal pode ser manipulado mecanicamente com uma peça de mão de contra-ângulo de engrenagem de redução e brocas apropriadas, um contra-ângulo especial com alargadores do tipo trinco, ou com instrumentação manual. Apenas a porção apical da raiz é preenchida para permitir espaço adequado para o pilar da fêmea.

4.   Cada superfície radicular é agora reduzida com uma broca de diamante no mesmo plano, ligeiramente acima da gengiva. Este corte de ajuste é efectuado em ângulo reto em relação à trajetória de inserção da sobredentadura (em relação aos cortes inferiores dos tecidos moles e ao canal pulpar de cada dente). Ao fazer este corte, ou redução, pare quando estiver a 0,5 a 1,0 milímetros da gengiva (no seu ponto mais próximo). Isto produz a relação coroa - raiz mais favorável, com pouco perigo de a fêmea ficar abaixo da crista gengival. Lembre-se, a superfície da raiz deve ser suficientemente alta para permitir uma periferia redonda. A superfície cortada e contornada não deve ficar submersa abaixo da gengiva. Caso contrário, a gengiva irá proliferar sobre os pilares.

5.   Para preparar um recesso no canal, perfure um orifício piloto de seis milímetros no canal com uma broca redonda número dois. Perfurar estes orifícios piloto paralelamente uns aos outros e ao trajeto de inserção. Ao fazer os orifícios piloto onde as fêmeas não devem seguir o canal radicular, devido a diferenças no trajeto de inserção e devido aos cortes inferiores do tecido mole e do osso, deve ter-se cuidado para não perfurar a parede da raiz. Ao preparar recessos em dentes com raízes múltiplas, não perfurar o assoalho pulpar.

6.   Em seguida, alargar os três a quatro milímetros oclusais do orifício piloto com uma broca redonda de fissura ou número seis para um tamanho ligeiramente mais pequeno do que o corpo principal da fêmea. Isto elimina o excesso de perfuração com a broca de dimensionamento.

7.   Preparar o recesso fêmea com a broca especial de diamante. É melhor utilizar uma peça de mão de contra-ângulo com engrenagem de redução a uma velocidade lenta para evitar movimentos excessivos que possam sobredimensionar o recesso, ou mesmo partir a parte da coluna da broca. Se a abertura for inadvertidamente demasiado grande, de modo a que a fêmea não encaixe confortavelmente, preencha o recesso com amálgama ou um material de enchimento composto e volte a preparar. Se o canal não puder ser seguido, remover tanto a parte da coluna da broca como a fêmea, ou utilizar a mini-broca e a mini-fêmea. O orifício deve ser perfurado de modo a que seja criado um recesso muito, muito ligeiro na superfície oclusal da raiz com a parte do disco da broca. A fêmea encaixar-se-á neste recesso como um inlay.

8.   A parte fêmea está agora pronta para ser cimentada na raiz. Misture o cimento da coroa e da ponte até obter a consistência correcta para cimentar um inlay. Introduza o cimento profundamente

no recesso com uma broca lentulo-espiral. De seguida, insira um encaixe macho na fêmea com a manga de centragem em posição. Adicione cimento à fêmea e, utilizando o macho inserido como pega, insira a fêmea no recesso. Manter uma pressão firme sobre o macho até à presa inicial do cimento.

9.   Após a presa final do cimento, remover o pilar macho e todo o excesso de cimento.

10.   A superfície da raiz está agora pronta para a preparação final e acabamento. Com uma broca de diamante fina, remova todos os cantos afiados na periferia da raiz. Contorne, modele e perfure em direção à margem gengival, mas termine este contorno e a margem da raiz aproximadamente 0,5 milímetros acima da gengiva. Finalmente, polir a superfície da raiz com discos apropriados e rodas de borracha.

Procedimento indireto para o processamento de machos na prótese

1.   Depois de as fêmeas terem sido cimentadas nas raízes, os pinos de transferência azuis, com os seus casquilhos de centragem, são agora inseridos nas fêmeas em cada raiz. Estes pinos machos têm uma retenção ligeiramente inferior à dos machos brancos, e serão retirados facilmente com a impressão.

2.   Num molde de estudo previamente fabricado, construir uma moldeira personalizada para uma impressão mater. Faça furos na moldeira sobre a área dos pilares macho. Estes orifícios minimizam a possível distorção ou deslocação dos postes de transferência macho.

3.   Como os dentes estão reduzidos à crista gengival, a arcada pode ser tratada como se fosse edêntula. Por conseguinte, a moldeira é aparada com composto de moldagem para produzir um registo preciso das ligações periféricas dos tecidos moles. Pode ser efectuada uma impressão mestre com uma pasta de impressão de óxido de zinco ou mesmo com material de impressão à base de borracha. Registar a área do rebordo de suporte da prótese e as raízes com as respectivas fêmeas. Os pilares de transferência são então retirados para dentro do material de moldagem. Esta impressão pode ser efectuada com o material de impressão da sua escolha.

4.   Quando a impressão é removida, notará que as extremidades dos pilares macho se estendem para fora do material de impressão. Colocar as fêmeas de reserva ou as fêmeas de substituição vermelhas sobre as extremidades destes machos de transferência. Estas fêmeas devem ser encaixadas firmemente sobre os pilares, mas com cuidado para não deslocar os machos.

5.   Verter o molde utilizando a impressão, com as fêmeas de transferência bem fixadas no lugar. As fêmeas de transferência tornam-se agora parte integrante do molde principal (representando as fêmeas na boca do paciente).

6.   O molde mestre para o fabrico da sobredentadura está agora concluído.

7.   Este molde mestre é utilizado para fabricar uma moldeira oclusal com aros de cera para registo oclusal. Esta moldeira oclusal pode ser uma moldeira de goma-laca, uma moldeira feita de resina autopolimerizável ou mesmo a estrutura metálica utilizada como parte da prótese final.

8.   Para uma maior retenção e estabilidade quando faz registos oclusais, a moldeira pode ser equipada com os machos brancos Zest. Para o efeito, colocar um orifício na moldeira sobre cada fêmea de transferência para receber os postes de macho branco. Fixar o macho à moldeira ou à estrutura metálica, com cera dura ou resina autopolimerizável. A utilização dos machos brancos durante o registo oclusal também ajuda na configuração dos dentes da prótese.

9.   Os registos oclusais são agora efectuados com a técnica da sua escolha.

10.   Os registos oclusais são utilizados para articular os moldes num articulador adequado.

11.   Antes da colocação dos dentes da prótese, inserir firmemente o macho branco em cada fêmea.

Empurre para baixo cada manga de centragem para posicionar com precisão cada macho. Isto faz com que a esfera do macho encaixe firmemente no rebaixo da fêmea para uma retenção máxima.

12.   Remover com gesso todos os cortes inferiores à volta das raízes.

13.   Preparar os dentes da prótese. A prótese é então verificada na boca para verificar a oclusão e qualquer modificação estética.

14.   Cera, festoon, frasco, embalagem e acabamento como faria com qualquer prótese completa convencional

15.   Remover a manga de centragem e o excesso de flash à volta de cada pilar macho. A prótese está agora pronta para ser inserida.

Técnica direta

Na técnica direta, a sobredentadura é primeiro fabricada sem os machos Zest. As fêmeas são colocadas nos pilares, os machos são encaixados nas fêmeas e, em seguida, encaixados diretamente na sobredentadura na boca. O recesso no interior da sobredentadura para receber os machos pode ser preparado pelo dentista no consultório ou processado na sobredentadura utilizando espaçadores especiais para machos. O procedimento seguinte descreve a técnica direta utilizando espaçadores macho para preparar um recesso no interior da sobredentadura para receber o macho diretamente na boca.

1.   Utilizando o procedimento da sua escolha, efectue um molde mestre das áreas do rebordo de suporte da prótese e da dentição existente. O molde resultante será tratado de forma semelhante à de

uma inserção de prótese imediata.

2.	Fabricar moldeiras personalizadas para registar o registo oclusal. Montar os moldes num articulador adequado.

3.	Aparar os dentes no molde para simular os pilares reduzidos. Remova os dentes do molde que serão extraídos posteriormente.

4.	Utilizando uma broca número quarenta e dois numa peça de mão reta, prepare um orifício no molde de cada raiz que será equipada com uma fêmea Zest. Seguindo o longo eixo de cada dente, efetuar os furos paralelamente ao percurso de inserção.

5.	Introduzir os espaçadores especiais vermelhos nestes orifícios. Os espaçadores ajudam na colocação dos dentes, proporcionando espaço adequado para o macho de nylon. Se os orifícios forem perfurados corretamente, os espaçadores macho devem estar na posição correcta sobre cada raiz. Os espaçadores serão removidos após o processamento da sobredentadura, deixando um recesso no lado do tecido da prótese para acomodar o cubo do macho branco. Pode efetuar ajustes a estes recessos ou ao macho de nylon, se necessário.

6.	Colocar os dentes da prótese, articular, encerar e colocar o festo como faria com uma prótese completa convencional.

7.	A prótese é semi-blocada, totalmente blocada, processada e polida com o espaçador colocado.

8.	Remover os espaçadores macho, deixando recessos na base da sobredentadura para receber os pilares macho. A sobredentadura é agora entregue ao dentista para inserção.

9.	Agora os dentes devem ser preparados para receber as fêmeas Zest. Os dentes tratados endodonticamente são preparados para receber as fêmeas, como descrito anteriormente. As fêmeas são cimentadas e a prótese está pronta para a inserção e posicionamento dos pilares masculinos.

10.	Os dentes a serem removidos devem ser extraídos nesta altura.

11.	De seguida, testar o ajuste da sobredentadura para ter a certeza de que assenta passivamente nos tecidos quando está em posição. Se estiver presente alguma oscilação, remova qualquer material de prótese que possa estar a interferir com as raízes preparadas ou com as fêmeas.

12.	Colocar uma pequena quantidade de vaselina nas fêmeas antes de inserir os machos. Isto evita que a resina autopolimerizável entre nas fêmeas. Encaixe o macho de nylon branco, com a manga de centragem, na fêmea cimentada até sentir um encaixe definitivo. A manga de centragem deve estar firmemente encaixada na fêmea. Esta manga serve para posicionar o macho no alinhamento correto para encaixar a fêmea sob o corte e impede a entrada de resina acrílica na fêmea.

13.	Insira a prótese para se certificar de que assenta passivamente sobre o cubo macho. Se tal não acontecer, aparar o cubo ou alargar a reentrância macho no interior da sobredentadura até esta assentar passivamente.

14.	Retirar a prótese. Com um pincel pequeno, pinte uma pequena quantidade de resina acrílica autopolimerizável à volta e especialmente por baixo do cubo macho saliente.

15.	Colocar uma pequena quantidade de resina na reentrância do lado do tecido da sobredentadura

16.	Inserir cuidadosamente a prótese na posição correcta. O doente deve ser instruído para fechar suavemente em oclusão e para manter esta posição até a resina acrílica endurecer. Assim, o macho é processado no local pela resina autopolimerizável com a prótese em oclusão.

17.	Após a cura do acrílico, remover a sobredentadura, aparar o excesso de flash e remover os casquilhos de centragem. A sobredentadura está agora pronta a ser utilizada.

MINI ZEST ANCHORAGE

O mini zest é mais pequeno do que o Zest normal, com aproximadamente 3,25 milímetros de comprimento. Por este motivo, é frequentemente mais aplicável nas seguintes situações.

1.	Deve ser utilizado em raízes de menor diâmetro, como as laterais superiores, algumas raízes de bicúspides, anteros inferiores e na câmara pulpar de dentes multirradiculares.

2.	Também pode ser utilizado quando a câmara pulpar dos dentes é muito divergente do trajeto de inserção.

PROCEDIMENTOS DE REVESTIMENTO E REENROLAMENTO

Se o problema não for corrigido, o torque causará danos graves nos restantes pilares de suporte. As sobredentaduras instáveis têm de ser revestidas ou reembasadas.

1.	Se existirem sulcos graves na sobredentadura, aparar o interior da flange da prótese o suficiente para remover esses sulcos.

2.	Remova todos os encaixes macho e escareie a base da prótese adicional para criar espaço para o material de impressão e os novos machos Zest.

3.	Colocar os postes de transferência azuis nas fêmeas. Os machos devem ser posicionados corretamente com os casquilhos de centragem, tal como descrito anteriormente.

4.	Reposicione a prótese na boca para assegurar que a prótese assenta passivamente sobre os pilares macho. Caso contrário, remova a resina acrílica adicional sobre cada pilar ou corte o centro dos machos.

5.	Retirar a prótese, secá-la bem e, em seguida, pintar um material adesivo no interior da sobredentadura. Faça um molde de revestimento com o material da sua escolha. Faça com que o doente se incline suavemente para a oclusão, enquanto molda a prótese através do corte dos músculos.

6.   Quando o material de impressão assentar, remover a prótese. Os pilares macho ficarão retidos no material de moldagem.

7.   Colocar as fêmeas de transferência sobre cada macho

8.   Verter a impressão com material de pedra e aparar a base de fundição dura

9.   Montar com precisão o molde com a sobredentadura retida num dispositivo de reembasamento, tal como faria em qualquer procedimento de reembasamento convencional. Separar o dispositivo de reembasamento, deixando a impressão dos dentes incisais e oclusais no membro superior e o molde no membro inferior.

10.   Remover o molde do dispositivo e retirar a sobredentadura. Remova os dentes da prótese e insira-os nos respectivos índices de gesso.

11.   Colocar os machos Zest brancos nas fêmeas de transferência bloqueadas no modelo mestre. Posicionar a manga de centragem e bloquear todos os cortes inferiores da raiz com gesso.

12.   Reposicionar o molde no dispositivo de revestimento e fechar o dispositivo com os dentes em posição. Aparar o cubo macho se este bater contra algum dente da prótese. Encerar os dentes na posição correcta. Encerar a base da prótese e completar a sobredentadura, como descrito anteriormente.

13.   A prótese reembasada está agora pronta para ser colocada.

Substituição de postes machos partidos

Muitas vezes, quando os rebaixos dos tecidos moles ou ósseos são excessivos, é difícil para o doente inserir corretamente a sobredentadura. Neste caso, a inserção causará uma flexão excessiva do macho e, por conseguinte, favorecerá a quebra. Ocasionalmente, o doente desenvolverá o hábito de morder a sobredentadura no local. Este é um mau hábito, uma vez que aumenta a probabilidade de quebrar os pilares macho.

A quebra excessiva, ou o desgaste prematuro dos pilares macho, deve-se normalmente a causas específicas; por exemplo, uma oclusão deficiente, flanges de dentadura demasiado alargadas, fêmeas desalinhadas, uma sobredentadura mal ajustada, ou quando o processo alveolar reabsorveu excessivamente. A substituição dos pilares masculinos não deve ser efectuada sem corrigir a causa do desgaste excessivo; caso contrário, a quebra continuará.

Substituir os machos

1.   Retire o pilar macho da base da prótese. Remova o acrílico adicional para criar espaço para o

novo pilar macho.

2.   Introduzir um macho branco na fêmea

3.   Insira a sobredentadura para se certificar de que encaixa passivamente sobre o macho.

4.   Remover a sobredentadura e o pilar macho

5.   Coloque uma pequena quantidade de vaselina na fêmea e insira o macho firmemente no sítio. Alinhe o macho encaixando firmemente a manga de centragem. Em seguida, retire o excesso de vaselina.

6.   Coloque uma pequena quantidade de resina autopolimerizável à volta e por baixo do cubo do pilar macho e uma quantidade mínima no recesso da prótese.

7.   Inserir a sobredentadura e fazer com que o paciente feche ligeiramente a oclusão até a resina acrílica curar

8.   remover a prótese da boca. Remover a manga de centragem e qualquer excesso de flash acrílico. A sobredentadura está agora pronta para ser inserida.

RESOLUÇÃO DE PROBLEMAS COM O ZEST ANCHOR

O Zest também pode ser utilizado diretamente com coifas previamente construídas onde outros acessórios falharam sob uma sobredentadura. Para solucionar uma falha deste tipo com uma âncora Zest, siga estes procedimentos.

1.   Faça furos piloto através das peças fundidas com uma broca redonda número quatro, tendo o cuidado de não perfurar a raiz. Continue com uma broca redonda número dois na raiz, aproximadamente seis milímetros

2.   Alargar o furo na peça fundida com uma broca de fissura de carboneto para receber a broca de calibre de diamante

3.   Utilize a broca de fissura de carboneto para aplanar e tornar paralela a superfície oclusal das coifas para receber a área plana da broca de diamante. Isto minimizará a perfuração que é necessária com a broca de dimensionamento de diamante para produzir o recesso fêmea.

4.   Cimente a fêmea no molde como se fosse uma incrustação. A âncora Zest também proporciona retenção para a cobertura, actuando como um poste.

5.   Insira os machos de nylon nas fêmeas e processe-os no local previamente construído, conforme descrito anteriormente.

Fixação de pernos

Os sistemas de ancoragem com pinos são particularmente úteis como retentores para próteses overlay. São versáteis na sua conceção e aplicação.

Os pinos são geralmente utilizados em coifas curtas, onde podem ser montados em pilares independentes ou colocados estrategicamente ao longo de uma extensão de pilares esplintados. Está disponível uma grande variedade de pinos, permitindo ao dentista limitar e redirecionar a carga máxima sobre a mucosa e os pilares.

Um perno pode ser resiliente (e assim permitir um ligeiro movimento vertical) ou não resiliente. Tanto os pernos resilientes como os não resilientes podem também oferecer "liberdade de articulação", em que a prótese roda como uma articulação de barra.

A colocação de parafusos prisioneiros pode ser considerada para algumas das seguintes condições

1.	Para retenção, estabilidade e suporte de uma prótese de sobreposição.

2.	Em coifas curtas individuais com suporte ósseo adequado

3.	Em coberturas curtas individuais demasiado afastadas umas das outras para serem utilizadas com barras.

4.	Para colocação estratégica numa extensão esplintada de coifas curtas

5.	Para colocação estratégica em coifas esplintadas quando se prevê a perda de um pilar

6.	Onde o espaço vertical é limitado

7.	Para uma estética máxima, o que não é possível com a maioria dos sistemas de barras

8.	Para um apoio máximo dos tecidos

9.	Para utilização com coifas sob as bases de dentadura de próteses parciais

10.	Preferência pessoal

Utilização de pinos resilientes

Uma fixação resiliente permite que o tecido se comprima ligeiramente antes de ser transmitida qualquer carga ao pilar. É normalmente preferível.

1.	Quando existem apenas alguns pilares

2.	Quando os pilares têm um suporte ósseo mínimo

3.	Para próteses suportadas por dentes de tecido

4.	Quando funciona em oposição à dentição natural

5. Quando funciona contra um aparelho não resiliente (não utilizar contra outro aparelho resiliente).

6. Quando é desejável uma ação multidirecional (quebra de tensão)

7. Quando existe uma base de dentadura mínima

8. Para compensar a reabsorção de tecidos, próteses mal adaptadas ou erros na cimentação da estrutura

UTILIZAR UMA FIXAÇÃO DE PERNOS NÃO RESILIENTE

Uma fixação não resiliente não permitirá o movimento vertical (no entanto, pode permitir a rotação). É preferível.

1. Quando não é indicado qualquer movimento vertical

2. Quando se pretende uma prótese suportada por todos os dentes

3. Quando se pretende um aparelho suportado por tecido dentário

4. Com pilares fortes com suporte ósseo máximo (uma metade ou mais).

5. Quando funciona contra uma prótese resistente

6. Quando é possível uma base de prótese grande e bem ajustada

7. Quando o espaço interoclusal é reduzido

8. Em frente a uma prótese completa

Outros acessórios para pregos

1. Dalla Bona

2. Introfix

3. Ancrofix

4. Gerber

5. Gmur

6. rotehrmannn

7. Huser

8. Schubiger

9. Ceka

Os acessórios Gerber e as suas funções

O sistema de pinos Gerber é um acessório de pinos versátil utilizado habitualmente. Consiste num pilar macho soldado ao coping e numa fêmea retentiva fixada na base da prótese de sobreposição. O encaixe Gerber é fornecido em dois tipos diferentes - uma forma resiliente e uma forma não resiliente. O poste macho é composto por duas partes - uma base roscada, que é soldada ao diafragma de um coping, uma manga amovível com um rebaixo retentivo. A fêmea resiliente é constituída por um calço de cobre de alojamento fêmea, uma mola helicoidal, uma manga de retenção da mola, uma mola em C e um retentor roscado. A fêmea não resiliente não tem calço de cobre, mola helicoidal ou manga de retenção da mola. Também são utilizadas ferramentas convenientes no fabrico - chave de fendas fêmea, chave de fendas macho, mandril de paralelização, barra de aquecimento e um corno de soldadura.

Procedimentos clínicos e técnicos

1.   Exame, moldes de estudo, diagnóstico, planeamento do tratamento

2.   Profilaxia, curetagem de tecidos moles, instruções de cuidados domiciliários

3.   Fabrico de sobredentadura provisória em moldes de estudo

4.   Redução de coroas clínicas

5.   Terapia endodôntica inicial (pode ser concluída)

6.   Extracções

7.   Conclusão da terapia periodontal

8.   Inserção de sobredentaduras provisórias

9.   Terapia endodôntica final (se não estiver concluída)

10.   Marcações cirúrgicas

11.   Procedimentos laboratoriais

12.   Inserção de prótese

Técnica passo a passo

Fabricar uma sobredentadura provisória nos moldes de diagnóstico para inserção após a redução das coroas clínicas, endodontia, extração e cirurgia periodontal. Preparar parcialmente cada pilar, removendo os rebaixos grosseiros. Isto ajuda na retenção da sobredentadura provisória. Dentes de extração, ou raízes de dentes com raízes múltiplas que não se prestam ao sucesso global a longo prazo da prótese, ou que impossibilitam os cuidados em casa. Recortes ocos na sobredentadura provisória sobre cada raiz. Neste caso, a sobredentadura provisória servirá como prótese temporária e como ligadura periodontal. Inserir a sobredentadura provisória com um material de revestimento macio. Após a cicatrização e maturação dos tecidos (2-3 meses), completar os preparativos do pilar para coifas curtas com fraca retenção. Reduzir as raízes um a dois milímetros acima da gengiva, adaptando-as ao contorno do rebordo alveolar. Prepare as raízes de uma forma convencional. Utilize uma margem chanfrada ou biselada que se estenda para dentro ou acima da margem livre da gengiva. Corte uma pequena indentação em forma de cruz na superfície oclusal da raiz. Isto actuará como um índice para um assentamento preciso da coifa e reforçará o diafragma fino da coifa.

Utilize a técnica de moldagem da sua escolha para produzir um molde com matrizes amovíveis. Quando existem vários pilares, esta impressão deve ser utilizada apenas para o fabrico de coifas. Posteriormente, será efectuada uma impressão mais precisa dos tecidos moles, com corte muscular, para o fabrico da sobredentadura.

Encerar as coifas nestes moldes preparados de modo a que os diafragmas sejam tão finos quanto possível. As coifas devem seguir o contorno da crista. Os moldes de cera são polidos, revestidos, fundidos e acabados. Posicionar as peças fundidas acabadas sobre o molde (fixá-las com Duralay); revesti-las e soldá-las para formar uma subestrutura estriada. A superfície do coping para receber um perno é aplanada e cortada com um entalhe de raio X. Estas ranhuras facilitam o fluxo de solda.

Fazer registos preliminares da relação interoclusal para um conjunto experimental de dentes de prótese. Os dentes anteriores são orientados com um núcleo de gesso. Isto ajuda a posicionar com exatidão o encaixe macho nas coifas.

Posicionar o encaixe macho na coifa, colocar os postes sobre os pilares com maior suporte ósseo. Posicionar os machos ligeiramente para lingual. Isto proporciona mais espaço para os dentes da prótese anterior. Utilize pilares em diferentes planos para obter o máximo de retenção, estabilidade e apoio. Os encaixes devem ser paralelos entre si e à trajetória de inserção da sobredentadura (determinada pelos tecidos moles e pelos rebaixos ósseos). Fixar o molde (com coifas) na mesa de inspeção. Desapertar ligeiramente as mangas macho de cada macho. Colocar o macho no mandril de paralelização. Encontrar a posição mais vantajosa para os postes tendo em conta os factores mencionados anteriormente. Inclinar as mesas topográficas de modo a que os pinos fiquem alinhados com o trajeto de inserção da prótese. Fixar a base macho com cera adesiva ao coping. Retirar o casquilho macho previamente desapertado com a chave de fendas macho. Como a manga já está solta, deve ser possível retirá-la sem deslocar o macho da cera adesiva. Aparafusar o cornal de soldadura na base roscada. Funciona como um braço de extensão do parafuso para ajudar na soldadura. Cobrir metade do corno de soldadura e o coping com revestimento de soldadura. Deixar a base do parafuso macho e o diafragma da coifa expostos para receber a solda.

Coloque a coifa investida e o acessório num forno e pré-aqueça a 1400° F. Retire do forno e solde a base do parafuso ao coping. Coloque a solda no coping perto da base do parafuso para que seja "sugada" por baixo da base do parafuso. As capas estão agora acabadas e polidas.

A subestrutura é colocada sobre os pilares. A sobredentadura não deve ser fabricada com o molde utilizado para o fabrico das coifas. Obtêm-se melhores resultados se esta subestrutura completa for colocada nos pilares e se for efectuada uma nova moldagem para o fabrico da sobredentadura.

Efetuar um molde mestre com corte muscular preciso "puxando" a estrutura de coping, nos pilares, para formar o molde mestre para o fabrico da sobredentadura.

a.   A subestrutura pode ser "puxada" com a impressão para que a subestrutura se torne parte do molde principal para o fabrico da sobredentadura.

b.   A subestrutura pode ser cimentada permanentemente sobre as raízes e as fêmeas colocadas sobre os machos. Agora só as fêmeas são "puxadas" com a impressão. Os machos de transferência especiais são encaixados nas fêmeas e a impressão é vertida com pedra modelo. Estes machos de transferência são bloqueados na pedra e tornam-se parte integrante do molde e estão prontos para o fabrico da sobredentadura.

Uma vez que se trata de uma prótese resiliente, a subestrutura deve ser "espaçada". Para coifas simples, pode ser utilizado o espaçador de alumínio. No entanto, com coifas múltiplas, são preferíveis outros meios de espaçamento. Assim, três a quatro espessuras de folha de raios X são mais facilmente adaptadas. Recortar, adaptar e colar o espaçador sobre cada coifa para formar o espaço necessário entre as coifas e a base da prótese.

Bloqueie com gesso todos os cortes inferiores à volta do espaçador e das coifas. Coloque uma pequena quantidade de vaselina no interior de cada fêmea e depois encaixe-a (com o seu calço de cobre) no macho. Pintar uma mistura espessa de resina autopolimerizável na junta macho-fêmea. Isto evitará que a resina acrílica processada da prótese seja forçada para dentro do encaixe durante os procedimentos de embalamento da prótese. A vaselina colocada no interior da fêmea anteriormente impedirá a entrada desta resina. Conceba a estrutura com um conetor principal para suporte e um conetor secundário para a base da prótese acrílica. Fabrique e faça o acabamento. Faça registos oclusais precisos e monte os moldes num articulador apropriado para a montagem da prótese. Encerar, colocar festoon, flask e processar a sobredentadura como faria com uma prótese completa. Separe o conjunto de pinos das coifas do interior da prótese. Remova cuidadosamente todos os espaçadores e o excesso de acrílico. A fêmea fica retida no interior da prótese. Utilize a chave de parafusos fêmea para desmontar a fêmea, remover o calço de cobre e voltar a montar. Isto ativa o encaixe, tornando-o resistente. A sobredentadura está pronta para ser inserida. Cimentar as coifas nas raízes e inserir a sobredentadura. Nos casos em que existam cortes alveolares graves, aparar a flange da prótese para melhorar o percurso de inserção.

Gerber não resistente

A técnica de fixação Gerber não resiliente é semelhante à descrita acima, mas com uma exceção. Como não é resiliente, a sobredentadura e a fêmea repousam sobre os tecidos, coifas e pilares macho numa posição passiva, não sendo necessário qualquer espaçamento.

Vantagens do acessório Gerber

1.   Proporciona uma retenção, estabilidade e apoio adequados

2.   A sua retenção é leve e facilmente ajustável com molas ajustáveis e facilmente substituíveis

3.   Todos os seus casquilhos são intercambiáveis e substituíveis, com exceção da base de parafuso macho.

4.   Pode ser utilizado em conjunto com barras, especialmente quando utilizado com a base de parafuso Schubiger.

5.   Pode ser processado diretamente na sobredentadura ou posicionado na boca com resina autopolimerizável.

Desvantagens do acessório Gerber

1.   Trata-se de um acessório complexo e os problemas de manutenção são relativamente comuns. A manga macho pode soltar-se. As partes internas da fêmea podem deslocar-se quando o parafuso de fixação se desenrosca.

2.   A sua grande dimensão vertical torna-o pouco prático para um espaço intra-oclusal mínimo

3.   Requer um conjunto de ferramentas para o seu fabrico e manutenção

4.   Os anexos devem ser paralelos

5.   O Gerber permite muito pouca ação rotacional, pelo que a torção dos dentes do pilar ocorrerá com a reabsorção alveolar.

DALLA BONA ATTACHMENT

O Dalla Bona é um acessório de pino simples que constitui um excelente acessório de sobredentadura, disponível numa série resiliente ou não resiliente. É útil quando o espaço vertical é mínimo e quando se deseja rotação, resiliência e retenção. Consiste num pino macho de peça única soldado ao coping e numa fêmea de peça única processada dentro da prótese. Está disponível em dois tipos: cilíndrico e esférico. Uma das formas tem mesmo uma mola interna enrolada, tal como o Gerber resiliente. Esta mola é muito parecida com a Gerber resiliente. Esta mola ajuda a controlar o movimento vertical.

1. Cilíndrico Dalla Bona

O poste cilíndrico macho tem paredes paralelas sem rebaixo. A lamela fêmea encaixa perfeitamente nos postes macho, proporcionando uma retenção por fricção. Um anel de PVC encaixa-se à volta das lamelas fêmeas. Isso ajuda na fabricação e permite que as lamelas se flexionem. A Dalla Bona cilíndrica deve ser paralela, portanto, os postes machos devem ser montados usando um mandril de paralelismo e um transportador.

2. Esférica Dalla Bona

A Dalla Bona esférica é semelhante à cilíndrica, mas a coluna masculina é esférica. Esta esfera fornece um corte inferior retentivo que é engatado pelas lamelas retentivas da fêmea. Se for utilizado um espaçador durante o fabrico, esta fixação será resiliente, sem o espaçador, será não resiliente.

Vantagens

O acessório Dalla Bona é um acessório relativamente isento de problemas, simples de utilizar, fabricar e manter. Será considerado em vez da forma cilíndrica.

1. O seu comprimento total varia entre 3,3 milímetros (cilíndrico) e 3,7 milímetros (esférico), pelo que é adequado para espaços intra-oclusais curtos.

2. Proporciona uma retenção firme e definitiva.

3. pode ser transformada na prótese em laboratório ou montada na boca utilizando resina autopolimerizável.

4. É menos dispendioso do que o Gerber

5. O paralelismo da Bona esférica é menos crítico do que o da Bona cilíndrica.

6. Os postes macho podem ser duplicados como padrões de resina. Estes podem ser montados em moldes de coifa e fundidos como uma única unidade.

Desvantagens

1. A ação de retenção da fêmea é muito rígida e difícil de ajustar

2. O colar que retém o encaixe da fêmea na prótese é demasiado pequeno. Por conseguinte, a fêmea pode soltar-se com os ajustes e a utilização normais. Muitas vezes, é necessário soldar uma barra na parte superior da fêmea (neste caso, deve ser temperada) ou cortar ranhuras no colar para uma retenção adicional.

3. Os machos devem ser paralelos, nomeadamente na forma cilíndrica.

4.   Pode ocorrer algum torção e inclinação do pilar, particularmente se forem aplicadas forças na parte superior do pino cilíndrico e se a coifa não estiver perfeitamente ajustada à base da prótese.

O ACESSÓRIO ROTHERMANN

O Rothermann consiste num pino sólido (que é soldado às coifas) e numa fêmea tipo fecho (que é montada na sobredentadura). Tal como muitos encaixes de pinos, está disponível em modelos resilientes e não resilientes. A forma resiliente tem um macho mais alto e é fornecida com espaçadores especiais. É aplicável quando o espaço interoclusal é limitado, uma vez que o modelo não resiliente tem uma dimensão vertical de apenas 1,1 milímetros e o resiliente de apenas 1,7 milímetros.

O macho apresenta um rebaixo definido apenas num dos lados do cilindro. Uma linha de marcação na oclusão indica a posição do rebaixo máximo. O macho deve ser soldado à coifa de modo a que esta linha (e o rebaixo abaixo dela) fique posicionada facialmente. Desta forma, os braços do fecho da fêmea alcançarão a parte lingual para encaixar o rebaixo e a barra como argola de retenção cairá na parte lingual da dentadura. Não irá interferir com a configuração do dente e será bloqueado numa resina mais espessa.

Vantagens

1.   Uma das suas características mais importantes é o seu perfil extremamente baixo

2.   Tem uma retenção adequada, que é facilmente ajustada, semelhante aos fechos de uma prótese parcial com fecho.

3.   O paralelismo dos machos não é crítico, mas deve ser estreitamente paralelo para um melhor funcionamento.

4.   O centro de auto-soldadura torna-o o mais fácil de soldar de todos os acessórios

5.   Os postes macho não se partem

6.   O clipe fêmea está bem fixado na resina

7.   Os postes macho são facilmente duplicados para padrões de resina

Desvantagens

1.   A inserção da fêmea na cadeira é difícil ou mesmo perigosa, pelo que as fêmeas são melhor processadas no local, no laboratório.

2.   deve estar presente um volume de prótese suficiente para fixar a lingueta fêmea

3.   Está disponível um macho de transferência para o revestimento ou reembasamento, mas a orientação correcta deste macho no material de impressão é difícil e propensa a erros.

4. É difícil bloquear corretamente as áreas do espigão macho e do fecho fêmea, pelo que o acrílico bloqueia frequentemente os dois juntos durante o processamento.

ACESSÓRIOS DIVERSOS PARA PREGOS

Fixação Ancrofix

O Ancrofix é semelhante ao Dalla Bona esférico com um pilar macho arredondado que fornece o rebaixo para retenção. A fêmea é processada no interior da sobredentadura. O acessório consiste numa base macho que é soldada ao diafragma de coping, um botão de manga amovível que fornece o rebaixo, a fêmea tem lamelas ajustáveis que encaixam no rebaixo macho para retenção. Um anel de teflon cobre as lamelas da fêmea, semelhante ao Dalla Bona. Este acessório tem 3,2 milímetros de altura. Pode ser tornado resiliente removendo o pequeno botão localizado no topo do pino macho e espaçando os copings. O casquilho macho também pode ser intercambiado com os acessórios machos introfix de fixação sólida.

Anexos Introfix e Gmur

É necessária uma fixação mais rígida, particularmente como suporte e retenção de pontes removíveis ou próteses parciais sobrepostas, bem como para todas as sobredentaduras suportadas por dentes.

Os anexos inrofix e Gmur satisfazem estes requisitos

1. O Introfix: Este acessório tem um poste macho cilíndrico com ranhuras que é encaixado pela fêmea para retenção por fricção. Consiste em: (1) uma base macho (semelhante à base Ancrofix); (2) uma secção de pino removível com ranhuras que se aparafusa na base macho; (3) uma fêmea que se encaixa sobre o macho. Está disponível em dois tamanhos diferentes - 4,7 milímetros e 6 milímetros de comprimento. A sua utilização é indicada para reter e suportar pontes fixas removíveis, próteses parciais sobrepostas ou uma sobredentadura suportada por todos os dentes. Uma vez que o pilar macho é intercambiável com o do Ancrofix, uma prótese introfixa suportada por todos os dentes pode ser ligada a uma sobredentadura Ancrofix resiliente e com quebra de tensão.

2. O acessório Gmur também é um pino de fixação rígido que é indicado para apoiar e reter pontes removíveis fixas ou próteses parciais de sobreposição. O macho é uma haste cilíndrica sólida de uma peça. A fêmea contém uma manga dividida que desliza sobre o pilar macho para uma retenção de fricção ajustável

Cravo Bona Puffer

Esta fixação de pinos tem uma mola helicoidal no interior da fêmea com uma translação vertical de aproximadamente 0,8 milímetros. Esta translação é demasiado grande para a compressibilidade limitada da maioria dos tecidos de suporte. Para compensar este movimento vertical, os copings devem ser espaçados apenas 0,5 milímetros, limitando assim a sua ação. Este acessório pode ser utilizado quando o movimento vertical e rotacional da prótese é uma caraterística desejável. Mas devido à sua grande altura vertical, superior a 5 milímetros, a sua utilização é limitada pelo espaço vertical disponível.

ACESSÓRIOS DE BARRA

Os encaixes de barra consistem numa barra metálica que une dois ou mais pilares e um mecanismo de acompanhamento processado na área dos tecidos da sobredentadura. Este mecanismo encaixa na barra para reter a prótese. Os encaixes de barra estão disponíveis comercialmente numa grande variedade de formas ou podem ser facilmente fabricados "à medida".

A unidade Bar

Esta barra tem paredes paralelas que proporcionam uma fixação rígida com retenção por fricção. Pode ser utilizada para retenção com coifas longas, médias ou curtas, mas apenas quando o aparelho se destina a ser um aparelho suportado por todos os dentes (ou seja, quando não é indicada nenhuma quebra de tensão ou ação rotacional). Nunca é utilizada quando é indicada uma articulação de barra (quando é necessária uma ação rotacional ou vertical), no entanto, pode ser utilizada uma articulação de barra sempre que for indicada uma unidade de barra.

O bar comum

A ação deste acessório permite um movimento de rotação ou vertical. Trata-se de um acessório com quebra de tensão. Tem um contorno arredondado ou semi-arredondado para que o clip de retenção e a prótese possam rodar ligeiramente durante a mastigação.

A articulação em barra fixa os pilares, retém os apoios e estabiliza a sobredentadura. E tal como a unidade de barra, pode ser utilizada com coifas longas, médias ou curtas. No entanto, ao contrário da unidade de barra, uma junta de barra minimiza as forças nos pilares através da sua rotação sem stress. Uma vez que o pilar típico da sobredentadura é extremamente fraco, a união de barras é geralmente preferida à unidade de barras.

O BAR DOLDER

Um acessório de barra ideal é a barra Dolder. Foi bem concebida para a união de dois ou mais pilares para proporcionar apoio, estabilidade e retenção para a sobredentadura. Esta barra

A fixação é fabricada em duas formas - uma junta de barra e uma unidade de barra. Também está disponível em dois diâmetros e comprimentos diferentes.

a.   A articulação de barra em forma de pera foi concebida para proporcionar uma ação vertical e rotacional, pelo que é indicada quando se pretende uma fixação resistente e sem tensão. Também pode ser utilizada como uma unidade de barra para uma prótese suportada por todos os dentes, fabricando a sobredentadura sem movimento vertical planeado.

b.   A unidade de barra tem a forma de um U invertido com paredes paralelas. Não permite movimentos de rotação ou verticais; por conseguinte, apenas fornece retenção e apoio, mas maximiza a carga matricial sobre os pilares.

Tratamento típico da barra Dolder

1.   A endodontia, as extracções e a cirurgia periodontal devem ser concluídas antes do início do processo operatório. As preparações dentárias só devem ser iniciadas após a cicatrização

2.   Com uma broca de fissura de carboneto ou diamante montada numa peça de mão de alta velocidade, reduzir as cúspides tratadas endodonticamente para um a dois milímetros acima da gengiva.

3.   Utilize agora uma broca de diamante para preparar os pilares com uma margem de bisel ou chanfro

4.   Uma indentação em X foi cortada na superfície oclusal de cada dente com uma broca cónica invertida ou com o canto de uma broca diamantada de extremidade plana. A resistência do diafragma de coping é aumentada pela espessura adicional proporcionada pela indentação. Quanto mais fino for o diafragma de coping, melhor será a relação coroa/raiz.

5.   A retenção da fundição de ouro na raiz é uma consideração importante. As coifas curtas têm uma retenção de fricção mínima, pelo que é imperativa alguma retenção auxiliar da coifa. As coifas podem ser retidas com postes, pinos paralelos ou não paralelos, ou uma combinação de ambos.

6.   Alargar a abertura do canal com uma broca número seis ou oito até metade da profundidade da cabeça da broca. Isto dá mais força à união de fundição da cavilha aqui.

7.   Fabricar uma moldeira de impressão personalizada com base nos moldes de estudo. Prepare orifícios na moldeira sobre os preparos radiculares. Os pilares de impressão passarão através destes orifícios.

8.   Efetuar uma moldagem com corte muscular dos dentes e das áreas de tecido mole. Os pilares de impressão previamente posicionados são retirados com a impressão.

9.   A impressão é vertida em pedra para produzir um molde mestre com matrizes amovíveis. Antes de remover a impressão dos moldes, remover cuidadosamente o material de impressão sobre os pilares de impressão.

10.   Remover cuidadosamente os pilares de impressão com uma pinça hemostática antes de remover o molde principal da impressão. Isto eliminará qualquer perigo de fratura dos troquéis.

11. Aparar os moldes dos modelos principais, colocar postes de plástico nos moldes, encurtar os postes e achatá-los com uma espátula quente. Estes pilares devem prolongar-se quatro a cinco milímetros para além da abertura do canal da cavilha.

12. Lubrificar as matrizes e encerar os moldes para copings curtos

13. Aplicar o sprue, investir e fundir os copings. As coifas estão acabadas, mas fica uma pequena secção do sprue em cada fundição que será removida mais tarde. Estes postes de sprue retidos ajudam na montagem da barra nos copings para a soldadura.

14. Montar os moldes numa articular com registos intra-oclusais adequados obtidos com moldeiras personalizadas e aros oclusais de cera

15. Colocar os dentes da prótese e verificar com o doente a harmonia oclusal, a dimensão vertical e a estética.

16. Cortar a barra para encaixar entre as coifas. A barra deve ser posicionada ligeiramente para lingual para permitir espaço para os dentes anteriores, mas não demasiado longe para interferir com a ação da língua. Se a barra for posicionada demasiado para vestibular, os dentes posicionados anteriormente darão ao lábio inferior uma aparência estética muito pobre.

Adaptar a barra à crista do rebordo alveolar, esmerilando a porção gengival. A barra também deve ser posicionada horizontalmente. Quando a arcada é afunilada, dobrar a barra ou cortar e soldar a barra para se adaptar à curvatura da arcada.

17. Para ajudar a orientar corretamente a barra, os dentes anteriores previamente preparados podem ser indexados com um núcleo de gesso.

18. Ligar a barra aos copings (os tocos curtos do sprue ajudam aqui) com Duralay ou cera adesiva. Investir e soldar as coifas. Polir a subestrutura e colocá-la no molde principal para montagem.

19. A retenção da prótese de sobreposição é fornecida pela concha de retenção processada no lado do tecido da base da prótese. Cortar a concha para encaixar na superfície proximal de cada coping. Esta concha de retenção é fabricada com asas perfuradas para bloquear o clip na base da prótese).

20. O espaçador metálico é posicionado sobre a barra e a concha de retenção é encaixada na barra, fixando o espaçador. Uma vez que esta articulação da barra de Dolder é um acessório resiliente, quando o espaçador for removido mais tarde, a prótese ficará espaçada para o movimento vertical.

21. Também deve haver espaço sobre as coifas. Este espaço sobre as coifas e entre a base da prótese é providenciado desta forma, antes de os dentes da prótese serem colocados, são adaptadas quatro espessuras de folha de raios X sobre cada coifa. Todos os espaçadores serão removidos após o processamento da sobredentadura.

22.   Bloqueie todos os rebaixos à volta dos copings com gesso e cubra os flanges do casco de retenção. Se isto não for feito corretamente, a resina acrílica processada contra o casco impedirá que as áreas de retenção femininas se flexionem. Isto eliminará a sua ação de retenção. É da maior importância que este processo de bloqueio não seja excessivo. Caso contrário, serão deixados espaços entre a base da prótese e os tecidos moles, onde o tecido gengival pode proliferar.

23.   Com um pincel pequeno, pinte com moderação uma mistura semi-seca de resina acrílica autopolimerizável (como Duralay) para cobrir a extremidade do espaçador e da concha. Isto evita que o acrílico de dentadura processado seja forçado para dentro deste espaço, fixando o conjunto da barra e da concha. A resina processada irá bloquear o conjunto da barra de coifa na prótese. A prótese pode ser danificada ao remover esta resina. Ocasionalmente, o conjunto da barra de coping pode até ficar dobrado.

24.   Utilizar o índice de pedra para reposicionar os dentes anteriores e completar a colocação da prótese. Certificar-se de que o gesso de bloqueio não interfere com o assentamento positivo dos dentes anteriores. Aparar qualquer pedaço de gesso que possa interferir com o posicionamento da prótese.

25.   A prótese é encerada, festonada, polida, processada e acabada. O conjunto da barra de coping é removido, mas o invólucro de retenção é mantido no lado do tecido da prótese. A folha de chumbo e o espaçador auxiliar, bem como qualquer excesso de acrílico, são cuidadosamente removidos.

26.   Cimentar a barra Dolder / conjunto de coifa na posição. A prótese de sobreposição é inserida para utilização.

Função da sobredentadura

A liberdade de movimento vertical, proporcionada pelo espaçador de fio auxiliar e pela folha de chumbo que cobre as coifas durante o fabrico, permite aproximadamente 0,5 a 1,0 mm de espaço para movimento durante a função. Em repouso, a sobredentadura assenta passivamente apenas nos tecidos alveolares. Existe um espaço entre o conjunto barra - coifa e o lado do tecido da concha da sobredentadura. Existe agora uma retenção máxima, uma vez que o clip encaixa no corte inferior da barra.

Durante a mastigação, a dentadura move-se verticalmente. Agora é suportada pelos tecidos alveolares e pela estrutura da barra de coping suportada pela raiz. Não existe espaço sobre a barra e as coifas. Os dentes do pilar e os tecidos moles absorvem agora a função máxima da prótese.

Quando o tecido de suporte é fino, como na arcada inferior, o tecido pode ser comprimido apenas ligeiramente antes de a prótese assentar na subestrutura da barra de coping. Nesta situação, deve ser deixado um espaço de aproximadamente 0,5 mm. Nos tecidos resilientes mais esponjosos e fibrosos, a compressão do tecido é geralmente maior. Poderá ser necessário um espaço de aproximadamente 1 mm.

Ajustar a retenção

A retenção da sobredentadura é facilmente aumentada ou diminuída ajustando os flanges da concha para proporcionar a retenção desejada.

Dobrar o rebordo lingual irá deprimir a base distal da prótese. Dobrar o flange labial tende a manter o segmento anterior para baixo. Estes ajustes podem ser feitos facilmente, inserindo um instrumento afiado entre as lâminas de retenção e a base da prótese e aplicando uma ligeira pressão para dobrar a flange. Esta retenção não deve ser excessiva, caso contrário, a estrutura e os pilares serão sujeitos a tensões excessivas.

A unidade do bar Dolder

A unidade Dolder Bar é um excelente acessório quando se pretende uma sobredentadura não rotacional totalmente apoiada nos dentes. Este desenho de barra pode ser indicado se existirem vários pilares. A unidade de barra não é arredondada como a junta de barra, mas tem paredes paralelas. A fricção entre estas paredes e o casco proporciona a retenção. Tal como a junta de barra, a unidade Dolder está disponível em dois tamanhos. O maior tem uma dimensão vertical de barra de quatro a cinco mm. O mais pequeno, uma dimensão vertical de 3,6 mm.

Como a unidade de barra tem paredes paralelas, a concha feminina não se flecte muito durante a inserção. Isto significa que a unidade deixa menos espaço aberto do que a articulação onde o tecido pode proliferar.

Técnica geral

A técnica de fabrico da unidade de barra é praticamente a mesma que a que utiliza a junta de barra, mas com as seguintes excepções

1.   Não é colocado qualquer espaçador sobre a barra. A concha de fecho encaixa diretamente na barra.

2.   Não é necessário qualquer espaçamento sobre os remates.

3.   O paralelismo da barra é mais crítico do que na junta Dolder.

4.   Um mandril de paralelização especial é utilizado para paralelizar a unidade de barra.

Existem muitos outros sistemas de barras disponíveis no mercado, tais como a barra Hader, Octalink, Ceka, Ackerman, M.P. Channels e C.M. Bars. Além disso, as barras podem ser "personalizadas", utilizando uma variedade de técnicas. Podem ser utilizados clipes de retenção comerciais com estas barras personalizadas.

Padrões de resina

Os padrões de resina da junta ou unidade da barra Dolder são excelentes padrões personalizados. A própria concha das articulações Dolder pode ser usada como molde para formar uma barra. A técnica é rápida e económica e é particularmente aplicável quando existem irregularidades no rebordo alveolar. Basta selecionar o tamanho de concha que corresponde à barra a fabricar e lubrificar o interior com Masque ou spray de silicone. Se for necessário produzir um padrão de união de barras, dobrar ligeiramente as flanges. Isto formará um padrão "em forma de pera". Se for pretendido um padrão de unidade de barra, espalhe as flanges de modo a produzir padrões de resina de paredes paralelas. Encha o invólucro com Duralay. Depois de endurecer, retire a barra de Duralay e utilize-a como padrão. Se existirem irregularidades no rebordo, adicione was à porção gengival do padrão de barra de resina até que a barra esteja em contacto leve com o tecido.

Uma vez que o invólucro é utilizado para formar a barra, está praticamente assegurado um bom encaixe macho/fêmea e é possível encerar o invólucro diretamente nas coifas para obter uma fundição de uma só peça.

Clipes de retenção utilizados com barras personalizadas

Estão disponíveis vários clipes metálicos para se adaptarem a barras personalizadas: Clipe Ackerman, Hader bar metal rider, clipe Baker e o Dolder bar shell. Estes clipes podem ser modificados ou ajustados para se adaptarem à barra, ou a barra pode ser moldada para se adaptar ao clipe de retenção. Com uma barra de calibre dez ou doze feita a partir de um padrão de cera redonda, use o cavaleiro de metal hader, Ackerman ou clipe Baker. Se um grampo normalmente usado com uma barra de calibre doze for usado com uma barra de calibre oito ou dez for usado com uma barra redonda personalizada de calibre oito ou dez, o padrão da barra de cera deve ser suavizado e moldado para um diâmetro menor para caber no grampo. Este padrão de cera pode até ter a forma de uma "pera" (semelhante a uma junta de barra Dolder). Os cavaleiros de metal utilizados com o sistema de barra Hader são concebidos para permitir a ação rotacional sem translação vertical. A desvantagem do cavalete metálico Hader é a sua capacidade de proporcionar uma função de sobredentadura tanto rotacional como vertical.

O sistema Hader Bar

O sistema Hader é um excelente acessório de barra. Semelhante à barra personalizada, o sistema Hader consiste num padrão de barra de plástico com extensão gengival e pequenos clipes de plástico que são processados na sobredentadura. Este sistema tem algumas vantagens em relação a outros; a extensão gengival do padrão de barra de plástico pode ser aparada para se adaptar ao rebordo. Para além disso, os clips gastos podem ser facilmente substituídos no consultório utilizando uma ferramenta de assentamento especial.

Componentes da ligação

Os componentes do sistema Hader são

1.   Padrão de barras de plástico (1,8 mm de diâmetro, altura vertical 5,7 mm)

2.   Clips de plástico (5 mm de comprimento, 3 mm de espessura, 4 mm de altura)

3.   Cavaleiros de modelação utilizados no processamento para criar uma ranhura para os clips

4.   Ferramenta de colocação de clips

Técnica de barra Hader

1.   Faça uma impressão dos pilares preparados, faça um molde e apare os cotos como faria com qualquer prótese retida por barra

2.   Encerar o padrão de coping nos moldes.

3.   Cortar o padrão de barra para encaixar entre o padrão de copa

4.   Aquecer o padrão de barras e adaptá-lo à curvatura do cume

5.   Aparar a porção gengival do padrão de barras para encaixar no rebordo alveolar

6.   Encerar o padrão de plástico diretamente nos padrões de coifa para uma única fundição ou, para maior precisão, fundir separadamente e soldar às coifas.

7.   O modelo completo da subestrutura é espruído, investido, fundido e acabado.

8.   Assentar a subestrutura no molde para completar a sobredentadura

9.   Posicionar os suportes de modelação na barra onde os clips serão fixados. Estes suportes são removidos depois de a prótese ser fabricada, deixando um assento pré-formado para receber os clips de plástico para retenção.

10.   Com gesso, bloquear todos os rebaixos à volta dos remates e por baixo da parte redonda da barra.

11.   Preparar os dentes da prótese, encerar a prótese, flask, embalar e terminar como para qualquer técnica de sobredentadura de barra.

12.   Quando a sobredentadura estiver terminada, remover as cristas de modelação com um alicate ou um instrumento afiado.

13.   Utilizar a ferramenta de assentamento especial para inserir o clip de plástico nas ranhuras formadas pelo modelador. A prótese está agora pronta a ser utilizada.

Revestimento / Recauchutagem do sistema Hader Bar

Quando voltar a revestir a sobredentadura hader bay, remova os rebordos de plástico e vários mm de acrílico em todas as áreas da subestrutura. Isto proporciona espaço suficiente para o material de moldagem. Voltar a alinhar, ou voltar a alinhar como habitualmente, tratando o molde da barra como referido acima.

Clipes metálicos para fixação

Tenha cuidado para que os seus flanges de retenção sejam cobertos com gesso antes de a prótese ser processada.

Vantagens do sistema Hader

O sistema de barras Hader tem algumas vantagens reais em relação a outros sistemas de barras.

1.	O padrão de barras de plástico é facilmente adaptado às diferenças nas superfícies do rebordo gengival e à curvatura gengival

2.	O padrão de barras de plástico simplifica a técnica de laboratório, eliminando uma etapa de soldadura

3.	Os suportes de plástico proporcionam uma retenção adequada e são facilmente substituídos.

4.	A sua ação de articulação rotativa alivia as tensões dos dentes do pilar.

A principal desvantagem deste sistema é o seu cavalete de plástico que não pode ser alterado para uma retenção adicional. No entanto, os suportes metálicos ajustáveis podem ser utilizados para eliminar este problema. Para além disso, não existe a possibilidade de desenvolver a função vertical com a sobredentadura.

O Gaernybar

Este sistema de retenção foi modificado a partir do conceito de pino de ombro de canal. A retenção é assegurada pelo contacto preciso entre as superfícies praticamente paralelas das coifas interiores e exteriores e pelo contacto semelhante entre as barras de ligação e as mangas. Não são utilizados pinos. Para proporcionar uma área de contacto adequada, é normalmente necessário um comprimento de coroa de cerca de 5 mm.

Gaerny (1969) acreditava que os espaços interdentários deveriam ser obliterados por pequenas barras de ligação entre as coifas internas fixas. Ao fazê-lo, considerou que a deposição de placa ficaria restrita à secção removível sobrejacente e, assim, seria facilmente deslocada quando essa parte da prótese fosse retirada. Esta ligação ao nível gengival contribuiu para a rigidez da subestrutura e permitiu um espaço vertical generoso para a unidade amovível.

A vantagem de utilizar unidades do tipo êmbolo, onde a área de superfície de fricção é limitada. Os parafusos foram utilizados tão raramente quanto possível, tendo em conta os problemas de controlo da placa bacteriana à volta das cabeças dos parafusos e os pequenos nichos à volta dos parafusos. Os parafusos foram utilizados apenas quando era inevitável, devido à trajetória de inserção da matriz, onde os pilares estavam acentuadamente inclinados. Foram utilizados acessórios intra-coronais nos pilares inclinados distais.

A opinião atual não favorece nem a invasão do espaço interdentário, nem a volumosa restauração montada de contorno limitado. No entanto, têm sido reivindicados e demonstrados resultados extremamente bem sucedidos a longo prazo. O controlo da placa bacteriana por parte do doente deve naturalmente desempenhar um papel importante no prognóstico, tal como acontece com qualquer prótese.

A PONTE DE ANDREWS

Um desenvolvimento interessante na prótese de barra foi concebido por Andres (1966). Ao contrário de outros sistemas de barras, estas unidades pré-fabricadas eram feitas de aço inoxidável maquinado com precisão, em vez de uma liga de ouro. Foram reivindicadas resistências à tração e ao escoamento muito elevadas para o material, de modo a que a barra pudesse ser fina e ocupasse um espaço vertical mínimo.

Foram fabricados dois tipos de barras: uma barra simples para utilizar anteriormente e uma barra dupla para as aberturas. Estas barras estavam disponíveis em três comprimentos de três curvaturas diferentes. Cada curva era um segmento de círculo e as combinações permitiam a adaptação à maioria das situações clínicas. Uma vez que a barra fazia parte do arco de um círculo, simplificava a reconstrução no caso de um paciente perder ou danificar a secção amovível.

Uma das vantagens é a sua resistência, enquanto a construção curva permite a utilização de barras anteriormente onde a secção reta habitual não pode ser utilizada. Para qualquer situação, Andrews recomendou a utilização da barra com a maior curvatura possível, proporcionando assim um comprimento máximo e, consequentemente, mais superfície de fricção e maior resistência ao desgaste. Também resultava numa trajetória de inserção mais crítica que reduzia a possibilidade de deslocamento acidental da prótese.

A barra posterior proporcionou uma maior retenção e resistência a todas as forças de deslocação, e estavam disponíveis versões mais pequenas de barras simples anteriores e barras duplas posteriores quando o espaço vertical era restrito. Tal como acontece com todas as outras próteses com barra, foi necessário um planeamento cuidadoso com especial atenção à avaliação do espaço vertical e bucolingual disponível, juntamente com um exame da mucosa a ser coberta pela barra. A pequena secção transversal simplificou o controlo da placa e o desenho da restauração.

Barras simples podem ser usadas para restaurações posteriores desde que não seja necessário reduzir a altura da barra. Isto era útil quando o espaço bucolingual era restrito, ou quando o pilar anterior estava bem avançado na arcada. O ajuste para o desgaste era uma caraterística invulgar da unidade, pois ajustava-se a barra e não a manga.

Foi afirmado que a soldadura de uma barra a uma restauração de ouro não interferia com a sua resistência à corrosão ou propriedades mecânicas, mas o processo de soldadura em si parecia mais complicado do que o habitual. De facto, no que diz respeito às restaurações posteriores, foi sugerido um assento de descanso oclusal rebaixado para os dentes pilares, para reforçar esta junção crítica, tendo sido recomendado que fosse preparado um fecho mecânico na barra para assentar no contorno da coroa do pilar. Para além dos efeitos mecânicos deste bloqueio, também proporcionou uma maior área de contacto para a solda. Como em qualquer prótese retida por barra, o desenho da preparação deve permitir uma quantidade adequada de metal perto da margem gengival.

Preparações do pilar

Todos os tipos de próteses de barra requerem um caminho comum de inserção para a secção fixa da restauração, a menos que tenha sido incorporado um sistema auxiliar. A retenção de um pilar é muitas vezes severamente reduzida num esforço para o alinhar com os outros e, consequentemente, a restauração do pilar pode subsequentemente soltar-se sob a carga aplicada pela remoção da prótese.

Os acessórios intracoronários podem ser soldados a unidades de barra, ligando-as ao pilar inclinado. O problema aqui é o espaço vertical para o acessório intracoronal. Em segundo lugar, se a secção gengival do acessório estiver dentro do contorno da coroa, a secção oclusal pode estar bem dentro da câmara pulpar, se o dente estiver acentuadamente inclinado. Os conectores que aparafusam a barra à coroa na boca ultrapassam os problemas pulpares, mas as dificuldades de controlo da placa bacteriana são mais evidentes quando existe falta de espaço vertical. Uma coroa telescópica em que a secção exterior é soldada à barra não resolve as complicações do espaço vertical, uma vez que o contorno proximal da coifa interior seria uma armadilha inaceitável para a placa bacteriana se fosse para corrigir um pilar inclinado. As soluções mecânicas para o molar inclinado podem ser consideradas quando a altura da coroa clínica for superior a 5 mm.

As forças de deslocação aplicadas através da barra às coroas do pilar podem causar distorção da restauração e, por esta razão, os retentores de cobertura parcial não podem normalmente ser recomendados. Uma vez que a barra é soldada às coroas, é necessário um volume suficiente de metal perto das margens. Recomenda-se a preparação de um ombro ou câmara adjacente à barra, pois isso contribuirá para a resistência das margens da coroa, que são então propensas a danos sob carga.

Correção da distorção da barra

Quando se experimenta um molde metálico na boca, é possível que se descubra uma ligeira rocha. Se esta rocha for ligeira, a montagem terá de ser dividida, embora possa não necessitar de remarcar completamente a manga: ilustra a importância de assegurar que a secção fixa da prótese se encaixa perfeitamente antes de uma manga ser posicionada ou encerada e fundida. A barra é dividida, utilizando um disco de carborundum muito fino, e os pilares são cuidadosamente assentes nas suas respectivas preparações, assegurando que não existe agora qualquer rocha. As duas secções da peça fundida são unidas com gesso de impressão e toda a peça fundida é então removida numa impressão de localização global utilizando impregum. As matrizes são agora colocadas nas respectivas peças fundidas e a barra é soldada na sua localização correcta.

ACESSÓRIOS AUXILIARES

Parafusos

Parafusos de fixação

Uma fixação roscada consiste geralmente numa manga metálica encerada no padrão para se tornar parte integrante da coifa primária fundida, e um parafuso que passa através do membro secundário sobreposto - como uma coroa ou barra - para encaixar a manga roscada. Um sistema de parafuso simples, como o Hruka, fixa firmemente duas unidades. Tem uma utilização muito limitada em próteses de sobredentadura. A sua utilização ideal é em pontes fixas e amovíveis.

Parafuso de fixação Schubiger

Um excelente acessório de parafuso frequentemente utilizado na técnica de sobredentadura é o Schubiger. Este acessório é um sistema de tipo parafuso muito versátil, utilizado com combinações de barras e Gerber.

O sistema de fixação Schubiger é constituído por uma base roscada, uma manga que se encaixa no perno roscado e um parafuso roscado interno que se enrosca na base do perno, bloqueando a manga na sua posição. A sua versatilidade deve-se ao facto de a sua base de parafuso ser comum à base de parafuso Gerber; é, portanto, completamente intercambiável. Assim, uma sobredentadura com parafuso de schubiger e barra de fixação pode ser modificada para uma prótese de fixação Gerber. Este acessório é indicado quando as coifas com cavilhas devem ser esplintadas com uma barra, mas os pilares são demasiado divergentes para uma via comum de inserção da coifa. Esta situação é facilmente resolvida com a montagem do parafuso Schubiger. Este acessório é considerado quando as coifas esplintadas com uma barra podem ter de ser removidas posteriormente. Esta caraterística amovível é desejável quando o prognóstico de alguns dos pilares é questionável. Mais tarde, quando um pilar fraco for perdido, a barra pode ser removida. A prótese é então modificada para uma sobredentadura Gerber.

A técnica de Schubiger

1. As capas curtas com cavilhas são fabricadas nas matrizes cortadas.

2. O acessório Schubiger é posicionado em cada coping (paralelamente um ao outro, utilizando um mandril de paralelização) de forma semelhante à discutida para o acessório Gerber.

3. Cada cavilha da base do parafuso é fixada com cera adesiva à membrana do coping.

4. O parafuso e a manga são removidos. A base macho roscada está pronta para ser revestida e soldada ao diafragma de cobertura. Um corno de soldadura Gerber é aparafusado na base roscada para ajudar a soldar.

5. Os postes Schubiger são montados de novo e as capas são colocadas sobre o molde.

6. Uma barra é cortada ao comprimento para caber entre as mangas Schubiger

7. A barra é fixada às mangas com Duralay ou cera adesiva e depois removida para ser soldada

8. Os casquilhos e a barra montados são revestidos para soldar. É preciso ter cuidado para que seja introduzido material de revestimento suficiente no interior da manga.

9. As mangas soldadas e a unidade de barra são aparafusadas sobre os pernos roscados, transformando as coberturas simples numa subestrutura com talas de barra.

10. Uma barra pode ser personalizada com uma cera de jito redondo. Clinicamente e tecnicamente, o tratamento é semelhante a qualquer prótese de barra com clips para produzir uma sobredentadura retida por barra.

11. As coifas são cimentadas individualmente nos pilares e, em seguida, são unidas aparafusando o conjunto manga/barra sobre os pinos roscados. Isto deve ser feito enquanto o cimento ainda está mole. Depois, actuará como um sistema de fixação de barra esplintada.

12. Em caso de perda de um pilar, o tratamento pode ser facilmente transformado num sistema Gerber, bastando desaparafusar e remover o conjunto de barras. As bases de parafuso retidas nas coifas são então equipadas com casquilhos Gerber macho. Agora, os Gerbers fêmeas são bloqueados dentro da base da prótese diretamente na boca ou durante um procedimento de reembasamento, utilizando machos de transferência Gerber.

ACESSÓRIOS DE TIPO ÊMBOLO

A retenção auxiliar pode ser obtida através de acessórios do tipo êmbolo, como IC, Iposoclip e pressomatic

Estes acessórios têm um êmbolo que encaixa numa pequena depressão redonda numa parede de cobertura ou no lado de uma barra. Os sistemas IC e ipsoclip têm êmbolos com mola, sendo o IC o de construção mais simples. O êmbolo da unidade Pressomatic tem um cartucho de borracha que mantém a pressão sobre o êmbolo.

Fixações Ipsoclip e Pressomatic

O Ipsoclip é composto por um êmbolo metálico, uma mola helicoidal, uma caixa e um parafuso de fixação. Está disponível em duas formas - uma modificação de carregamento pela parte de trás e uma modificação de carregamento pela parte da frente para manutenção deste acessório.

O Ipsoclip e o Pressomatic estão disponíveis em metal normal e de alta fusão para soldar, ou para técnica de fundição direta com metal de alta fusão para receber a porcelana.

O Ipsoclip pode ser utilizado para aumentar a retenção de uma coifa metálica secundária sobre uma coifa primária, para melhorar a retenção com um conjunto de barra plana ou para incorporar esses acessórios na parte de sobreposição de uma prótese telescópica.

Quando o Ipsoclip é incorporado na coifa secundária, recomenda-se a utilização da unidade de carregamento posterior. Se o acessório for incorporado na coifa primária - no cavalete da barra - ou no interior de uma coifa secundária de resina - utilizar a unidade de carregamento frontal.

Quando a caixa é fundida diretamente na cobertura secundária metálica, seria fabricada desta forma.

1.   A coifa primária é fabricada e posicionada no molde principal. Esta coifa deve ter uma superfície plana com uma depressão redonda que será engatada pelo êmbolo. Se esta superfície plana na coifa primária estiver localizada interproximalmente, então é utilizada a unidade de carregamento frontal. Se estiver localizada lingualmente, é utilizada a unidade de carregamento posterior.

2.   Um padrão é encerado sobre o revestimento primário para formar um padrão de subestrutura de porcelana para metal

3.   O invólucro do ipsoclip com manutenção posterior é encerado numa parte espessa do padrão oposto à superfície plana da coifa primária.

4.   Após a remoção das partes internas, a caixa é moldada com o modelo.

5.   As partes internas do acessório são montadas novamente após o fabrico da porcelana.

6.   Deve ser feita uma pequena depressão redonda na tampa primária para receber o êmbolo: a superfície achatada da tampa primária (que deve receber o êmbolo) é escovada com um abrasivo fino. Isto dá a esta superfície um aspeto de mancha; o coping secundário é inserido e removido

repetidamente. Isto vai "esfregar" uma marca na coifa primária onde a pequena depressão deve ser perfurada. Esta depressão é feita na extremidade da marca "esfregada", utilizando uma broca número quatro para perfurar esta pequena depressão com 0,5 a 1 mm de profundidade.

7.   Muitas vezes é necessário fazer um entalhe no revestimento primário acima do orifício, ou onde o êmbolo bate primeiro. Isto ajuda a guiar ou a forçar o êmbolo de volta ao seu alojamento até entrar e encaixar na depressão preparada. Isto minimiza o desgaste e possíveis danos no êmbolo.

8.   A prótese de sobreposição é então fabricada e preparada para utilização. O êmbolo está pronto para encaixar na depressão preparada para proporcionar uma retenção adicional para a prótese amovível.

Ligação IC

A ação e a função desta unidade autónoma são semelhantes às do ipsoclip. É processado dentro da base da prótese desta forma.

1.   Perfurar uma pequena depressão redonda na superfície plana proximal de uma coifa (previamente fabricada) para receber o êmbolo.

2.   Introduzir o êmbolo do acessório mantendo o acessório na posição horizontal e, perpendicularmente à superfície plana, introduzir o êmbolo na depressão. Isto manterá a unidade em posição. Cobrir apenas o êmbolo com gesso.

3.   Pintar resina da cor do tecido à volta da manga do acessório e fixar o acessório à estrutura. O gesso que cobre o êmbolo impede a entrada de resina no acessório, o que o tornaria inútil.

4.   Agora, a prótese de sobreposição pode ser fabricada sem receio de deslocar o encaixe da sua posição.

5.   A sobredentadura telescópica de encaixe IC fabricada está agora pronta a ser utilizada. O êmbolo exposto irá encaixar na depressão da coifa quando a prótese for inserida.

Um encaixe IC é um excelente encaixe para aumentar a retenção de uma sobredentadura telescópica.

<u>ACESSÓRIOS DE PRECISÃO PARA PRÓTESES PARCIAIS</u>

Anexos extracoronais

Spang stabilex e conex

O spang stabilex tem a sua parte primária, soldada ao pilar distal adjacente à sela da extremidade livre. Trata-se de uma barra com um tubo duplo, sobre o qual se encaixa a parte secundária que contém dois cilindros bipartidos em cruz como elemento de fricção. Estes pinos bipartidos são activados com uma chave especial, que até o doente pode utilizar e com a qual os pinos também podem ser desaparafusados e substituídos. Uma versão simplex é o Spang Conex, com apenas um tubo e um pino de divisão transversal cónico como elemento de fricção. As indicações para ambos são pontes amovíveis, próteses parciais e, em particular, selas de extremidade livre rigidamente fixadas. A fixação rígida de uma sela de extremidade livre é indicada quando a sela é longa e o tecido é firme.

Junta de resiliência Crismani

Existem dois modelos, um para selas de extremidade livre unilaterais e outro para selas de extremidade livre bilaterais. A matriz é a mesma que a do acessório rígido Crismani, utilizado para as pontes amovíveis. Com a mesma matriz, é possível utilizar (1) o acessório rígido, (2) a junta de resiliência unilateral e (3) a junta de resiliência bilateral. Se um pilar distal de tal ponte for perdido, o pilar mesial pode ser reutilizado como um pilar para uma prótese parcial rígida ou resiliente. São utilizados mandris simples para paralelizar as matrizes de Crismani. O encaixe das articulações de resiliência com o seu botão de retenção é curado no acrílico da sela ou selas. Todas as peças, exceto a fêmea do acessório, são intercambiáveis e substituíveis.

Junta de resiliência Dalla Bona

Trata-se também de uma junta combinada de fixação e resiliência. A patrix, um corpo retangular com perfil em T, é soldada ao pilar de suporte, individualmente ou em grupo. Na sua extremidade gengival, existe uma bola. Sobre este corpo em T e bola, encaixa-se uma caixa que desliza ao longo da patrix e da bola na direção vertical. Este movimento é travado por uma mola interposta entre a esfera e a parte superior da caixa. A ligeira compressão das lâminas formadas pelas ranhuras ativa esta retenção por fricção. As retenções e o anel na parte de trás da caixa foram concebidos para segurar o acrílico do selim. A mola de aço pode ser facilmente substituída se se partir por fadiga. Esta mola deve ser verificada periodicamente, uma vez que ocorre a quebra por fadiga do metal e a caixa também precisa de ser limpa.

Indicação

Um modelo foi concebido para selins unilaterais ou para selins bilaterais que funcionam de forma independente. Casos de selas bilaterais, em que as selas são unidas por uma barra ao longo da arcada. No planeamento a longo prazo, pode-se começar por utilizar estes acessórios como simples acessórios deslizantes, bloqueando a caixa com acrílico e utilizando-a como retentor rígido. Se, mais tarde, um dente do pilar distal falhar e tiver de ser removido, o acessório pode ser convertido numa articulação de resiliência. A ideia da mola na caixa é fazer com que a sela regresse à sua posição de repouso após o fim do movimento de resiliência. Existe ainda um outro modelo, mais recente, da articulação de Dalbo, que tem uma caixa curta sem mola, em que o teto da caixa assenta diretamente na bola da patrix. Este acessório tem apenas uma liberdade de movimento, a rotação da dobradiça, e é muito útil porque não está sujeito a danos e reparações.

Junta de rotação axial Steiger e junta de rotação Steiger

A ideia original da Steiger era criar um quebra-tensões estável com liberdade de movimento axial e de rotação. O macho é um cilindro achatado com um orifício de parafuso de 1 mm. A fêmea é um tubo, congruente com o macho, com uma janela oval num dos lados planos. O parafuso de 1 mm une os dois e a base de soldadura é utilizada para soldar o macho à estrutura da sela, a uma barra lingual ou a uma placa palatina. A articulação na sua forma fabricada tem apenas uma liberdade, a da translação vertical. Se a carga sobre a sela for distribuída, o movimento é puramente de translação. Se houver uma carga mesial ou distal, o movimento de translação é combinado com um movimento de rotação. No entanto, a articulação intocada apenas permite um movimento vertical. Assim, deve ser efectuado um pequeno relevo na articulação.

1.   Quaisquer relevos feitos antes da inserção de uma dentadura pelo operador podem ser excessivos e tornar a articulação demasiado móvel. Por isso, o doente recebe a prótese sem relevos. Mesmo depois de uma semana de uso, o relevo aparece por puro desgaste e função. Estes relevos são exactos porque a função os provocou.

2.   A janela oval na matriz da articulação de rotação axial (AxRo) é normalmente demasiado grande para a resiliência que se deseja que a prótese tenha. Muitas vezes, esta liberdade excessiva danifica, com a borda mesial da sela, a papila gengival distal ao último pilar. Por conseguinte, para reduzir a quantidade de resiliência, o AxRo é substituído pelo Ro-Joint.

Junta de rotação Steiger.

A Ro-Joint foi originalmente concebida para atuar como uma articulação de compensação para um AxRo em casos de sela unilateral. São utilizadas quer em selas bilaterais de extremidade livre, quer em casos de sela unilateral com um AxRo no lado da prótese que suporta o dente.

Assim, a Ro-Joint actua como uma articulação de compensação para o movimento de resiliência do lado da sela e como um estabilizador através do arco.

Scott Fixação externa de precisão

W.R. Scott combinou o AxRo com um acessório de dor de sua própria conceção, ou seja, o acessório de precisão externo Scott é utilizado para próteses fixas e removíveis. Está ligado a pilares duplos por um braço horizontal e a sua posição permite um contorno normal e um espaço de embrasure. Trata-se de uma coroa telescópica com uma parede cónica e um recesso para alojar um dispositivo de proteção. As numerosas paredes cónicas aumentam a retenção. A retenção adicional por fricção é dada pelos pinos paralelos. O macho do acessório está disponível em plástico queimado.

O acessório, combinado com uma junta de rotação axial, funciona como um retentor estável com um quebra tensões para próteses que suportam tecidos. O acessório também pode ser utilizado como um conetor rígido para próteses que suportam dentes.

Dobradiças

A pressão sobre o dente adjacente ao pilar distal numa sela de extremidade livre será transmitida quase completamente para esse pilar, enquanto que o dente mais distal da sela transmitirá a força quase totalmente para o tecido resiliente. Deve-se considerar estes factos quando se constrói a sela e se montam os dentes. A própria sela deve ser estendida o mais distalmente possível para obter o máximo de superfície de contacto com o tecido. Ao montar os dentes, a largura da mesa oclusal deve diminuir em direção à distal. Dobradiça de Gaerny, As dobradiças em geral são quebra-estruturas interpostas entre a fixação e a parte da sela resiliente de uma dentadura interposta entre a fixação e a parte da sela resiliente de uma dentadura. Várias dobradiças em uso são Gaerny, Gerber, Cuenoud e Dalbo.

A dobradiça Cuenoud tem um encaixe com uma mola, mantida no lugar por um parafuso gengival, que assegura a retenção do acessório. A liberdade de movimento da dobradiça é dada pelos dois relevos em forma de cunha na matriz. Esta dobradiça tem uma altura moderada (4,6 mm). É utilizada em selas de extremidade livre que funcionam de forma independente, ou seja, em casos unilaterais.

ANEXOS INTRACORONAIS

Anexação de Ceka

É constituído por uma porção macho fixada ao dente e tem uma forma arredondada mais larga na parte superior c dividida verticalmente em quatro secções. Estas quatro secções são terras flexíveis que podem ser comprimidas. Por cima deste encaixe, encontra-se uma caixa ou anel fêmea. O acessório ceka foi desenvolvido por Karl Cluytens, um técnico de laboratório dentário de Antuérpia, na Bélgica. Ele viu a necessidade de desenvolver um acessório oculto que pudesse reter facilmente próteses parciais removíveis e, ao mesmo tempo, ser facilmente construído, limpo e económico.

Em 1951, o Sr. Cluytens construiu uma barra na qual foram feitos 2 orifícios rectos. Esta barra era fixada às coroas de pilar por soldadura. Nos orifícios foram colocados tubos metálicos com topo plano que serviam para fixar a prótese e a barra do pilar. Um parafuso com uma mola feita de arame redondo foi colocado no tubo para atuar como um dispositivo de retenção da barra. Este desenho era semelhante ao da fixação Ceka. Mais tarde, a ideia da mola foi eliminada e foi desenvolvido um novo desenho. Em 1968, foi introduzido um pino roscado que permitia a substituição do pino.

Vantagens

1. Esteticamente aceitável

2. Facilidade de utilização

3. Facilidade de montagem

4. Reduz a tensão no dente do pilar

5. Elimina a utilização de pilares duplos quando a relação coroa/raiz é favorável

6. Elimina a necessidade de paralelismo entre os conjuntos de pilares

7. O custo de substituição de acessórios desgastados ou fracturados pode ser reduzido através da utilização de peças intermutáveis

8. Para certos pacientes, permite a utilização de próteses unilaterais sem estabilização do arco cruzado

PINOS DE TELESCÓPIO (ACESSÓRIOS PARA BOTÕES PUCH)

Os pinos telescópicos, também são conhecidos sob o nome de âncoras de fricção cilíndricas. Esta categoria aplica-se apenas a cotos radiculares desvitalizados sem coroas. A utilização da endodontia moderna, juntamente com um bom julgamento de onde a sua utilização tem uma boa hipótese de sucesso, pode salvar muitas raízes saudáveis e fortes como um pilar para uma ponte ou uma prótese parcial, ou como a última retenção suportada pelo dente para uma prótese total (sobre prótese).

ACESSÓRIOS RÍGIDOS

Cilindro de retenção Gerber

Os cinco componentes são a base, o parafuso, o núcleo de retenção, o cilindro interno e a mola. A base é soldada à tampa da raiz do pilar. No centro da base encontra-se um parafuso robusto. Sobre esse parafuso encaixa um núcleo, o núcleo de retenção, que é aparafusado juntamente com um pouco de acrílico autopolimerizável. O excesso de acrílico sai por um pequeno orifício. Sobre esse núcleo encaixa a unidade amovível, o cilindro que é polimerizado num dente de ponte, numa prótese parcial ou numa prótese total. O cilindro contém um cilindro interno que contém a mola de anel dividido. O cilindro interno e a mola de pressão podem ser facilmente substituídos num instante, utilizando uma chave de fendas especial fornecida pelo fabricante. A retenção por pressão resulta do facto de a mola de anel dividido ser empurrada sobre a protuberância do núcleo de retenção. Esta mola é mantida no lugar pelo cilindro interior.

Âncora cilíndrica Dalla Bona

A caixa é dividida seis vezes e tem uma forma ligeiramente cónica. Uma manga de plástico é colocada sobre ele para manter o acrílico afastado da parte elástica. O invólucro e a manga são incorporados na coroa ou na prótese, e a base é soldada à tampa da raiz.

Âncora Schneider

É uma âncora sólida com um casquilho roscado que se encaixa na caixa e que pode ser substituído sem reparação da prótese ou da coroa, desaparafusando-a. É possível um ajuste por fricção. A âncora é relativamente grande em altura.

Âncoras Baer Fah

O atrito é obtido através da ativação da caixa bipartida envolvida pela manga de plástico. Apenas a manga é substituível.

Rothermannn Excêntrico

A âncora excêntrica Rothermannn é particularmente popular pela sua pequena altura de apenas 1,7 mm. As reparações são mais difíceis do que com os alojamentos cilíndricos.

Âncoras resilientes

Alguns dos pernos telescópicos estão disponíveis como âncoras resilientes. Para além disso, existe um anel espaçador de plástico, que é utilizado apenas para montagem. Mantém a caixa ligeiramente afastada da superfície da base de soldadura. Assim, com uma resiliência de 0,4 mm, é criada uma sobredentadura, rígida ou resiliente. Alguns exemplos de ancoragens resilientes são o Gerber Retention Buffer, Battesti Resilient Anchor, Dalla Bona Buffer Anchor, Sandri Resilient Anchor e Rothermannn Eccentric Resilient Anchor. Os pinos telescópicos são as âncoras ideais para sobredentaduras.

ACESSÓRIOS DE SEMI-PRECISÃO
(ACESSÓRIOS DE PRECISÃO FABRICADOS EM LABORATÓRIO)

Na Europa, os acessórios fabricados em laboratório tornaram-se conhecidos durante a primeira guerra mundial, quando não era possível obter acessórios prontos dos Estados Unidos. Um dos grandes pioneiros dos attachments fabricados em laboratório foi Alfred Steiger, que, com a sua engenhosidade e planeamento cuidadoso, criou uma classe de attachments sem paralelo em termos de durabilidade e variabilidade, que sobreviveram até aos nossos tempos modernos e continuam a contar entre os melhores retentores que temos.

FIXAÇÃO DA CAVILHA DO OMBRO DO CANAL (STEIGER)

O acessório de pino de ombro de canal (CSP) é um acessório fabricado em laboratório e pode ser adaptado a todas as coroas concebíveis, sobreposições, inlays, coroas de porcelana para ouro

e dentes vitais ou não vitais. Se for corretamente construído, o CSP é tão resistente ao desgaste que pode afirmar que sobrevive ao dente ou ao paciente. Uma variação do acessório CSP é o acessório de barra Steiger, um acessório extracoronal. Ambos os acessórios são compostos por três elementos. Os canais, elementos que guiam a matriz sobre a matriz para o seu assento; o ombro, um elemento de suporte que recebe e transmite forças de cisalhamento ou tensões axiais; e os pinos, que fornecem o elemento de fricção. Não há limite para as possibilidades de conceção, que se subdividem em três grupos principais. É estabelecida uma regra para todos eles. A conceção deve ser tal que a matriz (sem os pinos de atrito) não possa ser deslocada, exceto na direção de remoção e inserção. Mesmo que se apliquem forças laterais ou binários fortes, não deve haver o mínimo movimento entre a matriz e a matriz.

Projectos básicos da fixação CSP

Cilindro, ferradura e T. O desenho mais resistente é o cilindro em todas as suas variações. Aplica-se a coroas totais, coroas de três quartos, sobreposições e coroas postiças.

O desenho em ferradura aplica-se principalmente a coroas de porcelana sobre ouro sem superfícies oclusais em ouro. Uma modificação do desenho da ferradura foi adoptada por Gaerny para os seus encaixes CIS" (fecho amovível do espaço interdentário). Estes encaixes tipo ferradura devem ser muito resistentes para evitar a "abertura" do encaixe na extremidade aberta, por torque. Além disso, uma junção em cauda de andorinha de encaixes contínuos ou canais profundos em encaixes de pilar único deve manter uma retenção adequada.

O desenho em T foi praticamente abandonado, porque é o mais fraco de todos. Pode ser usado num dente pilar de extremidade como um acessório suplementar, por exemplo, na mesial de um pilar de ponte de um segundo molar. É igualmente fácil, no entanto, cortar um acessório cilíndrico modificado.

MATERIAIS NECESSÁRIOS PARA OS ANEXOS CSP

Paralelómetro

A designação "Paralelómetro" não é descritiva nem correcta para este tipo de instrumento, uma vez que "medidor" implicaria um aparelho de medição, o que é apenas parcialmente. Deveria ser definido como uma máquina paralelométrica polivalente, uma vez que combina os seguintes dispositivos num só instrumento.

1.	Isódromo - máquina de furar e fresar, accionada por um motor de laboratório com eixo motor flexível ou acessório do tipo Doriot.

2.	Pantostat - alavanca com duas articulações paralelas, convencionalmente designada por topógrafo em próteses

3.   Dispositivo de assentamento de pinos - dispositivo para o paralelismo de pinos de fricção em fixações CSP ou para o paralelismo de juntas de rutura de tensão de próteses parciais resilientes; a única parte que mereceria o nome "metro" é uma escala milimétrica que indica a profundidade de perfuração da prensa de perfuração.

Passos para fazer uma fixação de cavilha de ombro de canal

1. Estabelecer num modelo de estudo o eixo provisório de inserção de uma ponte ou prótese parcial e fixar este corpo com o paralelómetro, inclinando a mesa. Depois de fixado, colocar a mesa numa posição horizontal e fazer uma base de gesso por baixo do modelo. Efetuar preparações grosseiras no modelo de estudo.

2. Preparar os pilares nos pacientes, tirar impressões, fazer o modelo mestre e fundir a base no modelo da mesma forma que na etapa 1 com o modelo de estudo. O modelo mestre deve ter matrizes amovíveis.

3. Encerar as coroas que servirão de retentores de fixação. Transferir as coroas, cimentando-as a um pilar ou a uma trípode no paralelómetro e preparando uma nova base para cada uma delas.

4. Cortar as paredes paralelas do acessório com uma faca de cera fixada no Pantostat. Introduzir os pinos nos locais desejados nas paredes de cera (pinos de aço) e colocar um ombro de cera sobre os pinos.

5. Investir e fundir a patrix, retirar os pinos de aço, se necessário, e removê-los com ácido clorídrico.

6. Utilizar fresas para paralelizar as paredes de fixação e utilizar brocas de fissuras de ponta redonda para limpar os canais.

7. Moldar um chanfro oclusal com uma broca de fissura de ponta redonda mais pesada. Este chanfro dará mais espessura e resistência à parte oclusal da matriz, como se verá mais tarde.

8. Polir delicadamente sem criar sulcos

9. Assentar os novos pinos de aço na matriz acabada.

10. Para encerar a matriz, o coto deve ser substituído intermitentemente no modelo mestre para verificar o contacto e a oclusão. Pode ser utilizado plástico Duraly. A vantagem é que os pinos podem ser temporariamente removidos para verificar e retificar a oclusão.

11. Sprue e invista patrix com pinos

12. Fundir a matriz, retirar os pinos de aço e efetuar os ajustamentos necessários (decapagem, oxidação das marcas de fricção).

13. Introduzir os pinos de platina e ouro, fixá-los com cera adesiva, investir e soldar os pinos

14. Polir, terminar e soldar os acessórios ao corpo da ponte ou à estrutura da prótese parcial.

ACESSÓRIO DE BARRA STEIGER

O acessório de barra foi concebido para unir dois ou mais pilares individuais ou de grupo a uma unidade que retém uma prótese parcial e forma uma linha ou, melhor ainda, um plano de apoio.

O acessório de barra Steiger é uma barra de ouro fundida e moldada, plana e vertical, seguindo a crista alveolar, mas com um nível oclusal mais ou menos uniforme. A barra é arredondada nos seus bordos e paralela nos seus lados. A parte secundária amovível é também uma peça fundida e encaixa como um U invertido sobre a barra primária em todo o seu comprimento. No exterior, contém retenções para a parte dentária do aparelho. Este tipo de acessório mantém-se muito limpo porque não tem espaços ocos.

A aplicação mais frequente e ideal do acessório de barra Steiger é em casos de acidentes de tablier, em que faltam dentes anteriores e, com eles, tecido gengival e ósseo. Uma ponte fixa cria o conhecido "aspeto plano", porque só foram substituídos os dentes e nenhum tecido circundante. Esse tecido é substituído por uma quantidade escolhida de acrílico, de modo a que o lábio fique suficientemente apoiado e os dentes fiquem numa posição antero-posterior correcta.

ACESSÓRIOS DE PRECISÃO PARA METALO-CERÂMICA

Acessórios utilizados em metalo-cerâmica

Acessórios de deslizamento intracoronário para alinhamento e ligação de pontes fixas. Estes acessórios consistem em duas partes, uma ranhura (matriz) e um rebordo (patrix). A flange é unida a uma secção da prótese e a unidade da ranhura é incorporada nas restaurações metalo-cerâmicas.

Existem vários tipos de fixação intra-coronal para a ligação de pontes metalo-cerâmicas.

1. **Metaux Precieux em Novostil (Matrix e Patrix)**

Descrição

Fixação intracoronal não ajustável da corrediça (punho de fricção).

O acessório é de deslizamento livre, sem batente na base da matriz. Tem uma forma cilíndrica e apresenta marcas ao longo de todo o comprimento da matriz.

Comprimento 8 mm

Largura exterior da matriz 1,7 mm

Indicações de utilização

Para alinhar retentores convergentes ou divergentes ou ligar secções de pontes. É um acessório pequeno e muito útil para ligar pontes e talas anteriores.

2.   a. Corrediça cilíndrica Fixação CM ceramicor - Ceramicor

Descrição

Fixação intracoronal não ajustável da corrediça (punho de fricção).

O acessório tem uma interface tanto na matriz como na patrix. A marcação estende-se por 5 mm do seu comprimento a partir da base.

Comprimento 7 mm

Largura exterior da matriz 1,5 mm

Indicações de utilização

Para alinhar retentores convergentes ou divergentes ou para ligar secções de pontes. Este acessório é particularmente útil em trabalhos de ponte anteriores, uma vez que é possível reduzir o comprimento e as interfaces, se necessário.

b. Fixações de corrediça - Fixação em cauda de andorinha Beyeler

Descrição :

Fixação intracoronal não ajustável da corrediça (punho de fricção).

Disponível em cerâmica ou metal. Para fundição direta sobre matriz e patrix.

Indicação para a utilização do acessório Beyeler :

Para utilização com retentores convergentes ou divergentes e para a extensão de pontes. Estes acessórios são simples e robustos e são particularmente adequados para ligar segmentos de pontes metalo-cerâmicas na região posterior. São utilizados como acessórios distais aos caninos, uma vez que são demasiado largos para serem utilizados na região anterior. O pôntico metalocerâmico para prótese removível (O pôntico de dentadura)

Quando são construídas talas metalo-cerâmicas ou pontes fixas com encaixes de precisão para a retenção de uma prótese removível, podem surgir problemas de contorno e cor nos dentes da prótese.

Todos os acessórios utilizados para reter próteses removíveis, quer sejam resilientes ou não resilientes, são volumosos devido aos requisitos rigorosos de retenção combinados com resistência. Isto pode resultar no facto de o primeiro dente de uma prótese estar muito fora de contorno ou não corresponder à cor das coroas de cerâmica. Muitas vezes, este dente de prótese tem de ser feito em resina acrílica para obter retenção e envolver o acessório. Foi desenvolvida uma técnica para incorporar uma coroa cerâmica metálica personalizada na prótese amovível para formar parte da área de fixação (patrix) (Hubbard 1977).

Pôntico de prótese com encaixe (Schatzmann) em cerâmica ou metal

Fixação de lâmina ajustável intracoronal

Comprimento 4,70 mm

Largura 3,00 mm

Profundidade da matriz 1,60 mm

Matriz - ceramicor

Patrix - ceramicor.

Indicações de utilização : Próteses removíveis

Pôntico de prótese utilizando o encaixe deslizante ajustável extra coronal regulex (Guigelmetti) Descrição

Fixação de corrediça ajustável extracoronal

Comprimento 3,70 mm

Largura 2,40 mm / 3,00 mm

Patrix em OSV para soldar em retentores (extracoronalmente)

Patrix em cerâmica ou para fundição em retentores (extracoronário)

Matriz em cerâmica ou para fundição na secção amovível de um aparelho ou para processamento na secção amovível de um aparelho.

Indicações de utilização: prótese removível

Construção

Dalbo Acessório extracoronal

O acessório é geralmente utilizado para fixar uma prótese parcial de extensão distal; também pode ser adaptado como um pôntico de prótese.

Descrição

O acessório é constituído por uma junta vertical resiliente com mola de retorno e uma matriz retangular combinada com uma esfera. A secção fêmea (matriz) encaixa na barra e encaixa nos lados da ligação esférica do macho (patrix). Este bloqueio entre o encaixe e a esfera proporciona a retenção direta da unidade, que é ajustável dobrando suavemente as folhas da matriz para dentro.

Patrix - Ceramicor (fundido)

Matrix - Elitor (ajustável)

Indicações de utilização

Para próteses parciais de extensão distal

Bilateral - Dalbo 63.02.0

Unilateral - Dalbo 63.01.2

Ambos os acessórios podem ser convertidos em pônticos de prótese.

Anexação de patrix

A fixação da matriz é a mesma tanto para a prótese de extensão distal como para um pôntico de prótese

Pós-soldadura de ligas de ouro normais em pontes metalo-cerâmicas

1. **A técnica do slide**

A pós-soldadura de trabalhos metalo-cerâmicos não é recomendada para as ligas de ouro de tipo cerâmico, exceto em circunstâncias especiais (por exemplo, esplintagem complexa ou quando é necessário efetuar reparações). Quando as ligas de ouro normais estão a ser utilizadas como coroas de retenção, é impossível utilizar uma técnica de pré-soldadura. A pós-soldadura destas unidades pode ser efectuada com sucesso utilizando uma técnica desenvolvida por Kedge (1968), na qual uma tira de solda actua como uma corrediça, transportando a solda derretida, aplicada separadamente, para dentro da junta.

É colocado um espigão no lado lingual do pôntico perto da área da junta de soldadura. O espigão apoiará a ponte durante o processo de soldadura e impedirá a rotação da ponte. A área do pôntico é unida à coroa de ouro com cera pegajosa e reforçada com uma barra de metal. A ponte é removida dos moldes e é adicionada mais cera à área de porcelana para evitar que o revestimento toque na cerâmica. Se o revestimento entrar em contacto com a porcelana, pode provocar uma fratura ou descoloração do pôntico ou da coroa vidrados. Um pequeno comprimento de fita de solda C.M. Protor 1 é dobrado em ângulo reto e fixado por baixo da junta a soldar. A tira será embutida na extremidade livre do revestimento e actua como um deslizamento para a solda utilizada para fazer a ligação real. A ponte é revestida com CM. Lottmasse, que não remove o vidrado de uma porcelana esmaltada. O espigão fundido e a tira de solda dobrada são embutidos no revestimento.

Requisitos para a colocação de talas fixas

2. Sempre que possível, todos os dentes devem ser preparados com ombros labiais ou vestibulares

completos

3. Não tentar construir talas de "casa redonda". Todas as pontes ou talas devem ser ligadas por encaixes (fixações de deslizamento intracoronário), particularmente na região canina.

4. Soldar as coifas anteriores em unidades de duas e utilizar barras de suporte para evitar a distorção durante a cozedura das facetas de porcelana.

5. Verificar todas as estruturas metálicas na boca quanto à exatidão oclusal e aos encaixes adequados.

6. Una todas as coifas utilizando conectores ondulados de 3 mm de profundidade com uma resistência óptima. Não reduzir a espessura do metal nas coifas para menos de 0,5 mm e manter a profundidade dos colares metálicos linguais em, pelo menos, 3 mm.

7. A cobertura de porcelana útil para uma estética óptima e a verificação do espaço disponível para a faceta de porcelana através da construção de duas "coroas de prova" em metal-cerâmica. As limitações de cor e forma tornar-se-ão imediatamente evidentes antes da construção da tala.

Utilização de acessórios de precisão em prótese fixa

Os encaixes de precisão também são utilizados na prótese fixa. São empregues para reduzir o tamanho de uma tala para facilitar o paralelismo e a cimentação. Uma tala de arcada completa pode ser seccionada entre o cúspide e o bicúspide com acessórios de precisão. As razões para a sua utilização são as seguintes:

1. Os encaixes de precisão facilitam o paralelismo de pequenas secções em vez de exigir tentativas de paralelismo até 14 dentes.

2. normalmente os dentes anteriores inferiores são alargados; assim é impossível obter um caminho de inserção entre os dentes anteriores inferiores e o segundo molar para uma tala de uma peça que terá um caminho de inserção comum, a não ser que um número de dentes seja desvitalizado.

3. Quando se utiliza porcelana fundida com metal, quanto mais unidades o dentista colocar na tala, mais contração ocorre quando o técnico coze a porcelana e pior é o ajuste.

4. Quando o meio de cimentação sai, normalmente é o segundo molar que sai primeiro. O dentista pode então substituir uma pequena secção em vez de refazer uma arcada dentária completa. O assento de descanso é colocado na secção mais forte, que normalmente é a secção anterior, com o resto na posterior. O resto e o assento de descanso devem estar à altura oclusal desejada e não deve ser colocada porcelana oclusalmente sobre o acessório. Se a porcelana for colocada oclusalmente sobre o acessório, este irá fraturar.

Quando são colocados acessórios de precisão entre os segmentos anteriores e posteriores fixos, estes devem ser colocados por lingual, onde seria o ponto de contacto normal. Isto requer uma alteração ligeira nos preparos da coroa nessa área, de modo a que o metal do acessório fique escondido atrás da porcelana, e assim não se veja metal quando o paciente sorri. A preparação é alterada através do corte de um ombro ligeiramente mais profundo nas áreas de ângulo de linha proximal e lingual que alojam o acessório, para que o técnico possa incorporar corretamente o acessório de precisão e, em seguida, ocultar o metal do acessório através da colocação de porcelana para vestibular. Além disso, deve existir um rebordo interproximal normal, altamente polido e arredondado, para que o doente possa limpar eficazmente esta área. O acessório não deve invadir a gengiva, onde serão criados quaisquer problemas periodontais.

Os encaixes de precisão são preferidos como encravamentos entre dois segmentos de uma prótese parcial fixa devido à tolerância mínima entre o apoio e o assento do apoio. Isto reduziria o movimento horizontal. Um encaixe em cauda de andorinha fresado não possui esta tolerância. Um encaixe circular pré-fabricado pode ser utilizado como encaixe se o espaço for insuficiente para a utilização de um encaixe de precisão. Além disso, ao posicionar os encaixes de precisão no inspetor para utilização como encravamentos, o molde é inclinado ligeiramente para fora da vertical de forma mediolateral, de modo a evitar a tendência de elevação dos moldes sob tensão mastigatória.

PLANEAMENTO

Com um planeamento cuidadoso, é possível antecipar, numa grande percentagem de casos, a perda progressiva de elementos dentários durante um longo período de tempo e as medidas pré-planeadas que devem ser tomadas para compensar a perda.

Quando se torna necessário trabalhar com pontes e próteses parciais, está em curso um processo de destruição. O objetivo da reconstrução numa boca deste tipo é parar (ou pelo menos abrandar) a destruição adicional e restaurar a função e a estética ao mais alto nível possível. Antes da reconstrução, muitas medidas podem ser necessárias: análise funcional da oclusão, endodontia, periodontia cirúrgica e, finalmente, substituição temporária adequada que não comprometa as medidas anteriores.

Qualquer classificação arbitrária de casos-modelo é incompleta e, embora se tente aqui apresentar algumas situações típicas que se apresentam à nossa inspeção, tais desenhos esquemáticos não podem abranger todos os problemas em questão. Ainda assim, é importante para o profissional analisar o seu caso e distinguir entre uma reconstrução totalmente suportada pelos dentes, zonas de alavancagem e áreas suportadas pela mucosa.

Casos com áreas suportadas por pilares em toda a arcada dentária (caso 1) e pequenas zonas de alavancagem são normalmente resolvidos por pontes fixas. As zonas de alavancagem anteriores (casos 2, 3, 9 e 10) incluem normalmente perdas de tecidos moles resultantes de extracções, intervenções cirúrgicas ou acidentes. A substituição destas zonas anteriores deve normalmente ser feita por aparelhos removíveis que não só substituem os dentes, mas também os colocam na sua posição correcta e incluem uma cobertura acrílica da área de tecido mole que foi perdida. Estes casos são ideais para acessórios em barra.

CLASSIFICAÇÃO PARA PLANEAMENTO

Case 1 :

Com pilares saudáveis, o caso clássico das pontes fixas. Se tentarmos visualizar o aspeto da boca do paciente após 5, 10 ou 15 anos, podemos constatar que certos processos destrutivos ainda podem ter progredido, mesmo que esse processo tenha sido retardado por cuidados adequados e um trabalho dentário adequado. É nessa altura que os acessórios podem ser incorporados num caso, para estarem prontos mais tarde, quando se perderem os pilares mais fracos. Cada pilar pode, se necessário, ser eliminado porque a barra é aparafusada e a prótese é uma fase terciária.

Case 2

A frente endentada é hoje em dia uma situação frequente de acidente (colisão do painel de instrumentos da face). Se os dentes forem perdidos, a retração do tecido de suporte, do osso e dos tecidos moles não oferece boas alterações de restauração para a prótese fixa. Os dentes de uma ponte fixa teriam de ser construídos demasiado compridos e um típico "aspeto plano" é o resultado inestético de tais tentativas com uma ponte fixa. Este é o caso clássico do acessório de barra. Com esta substituição, é possível obter excelentes resultados estéticos e funcionais.

Caso :

Os molares e as cúspides permanecem. Desde que os dentes constituam pilares bons e vitais, a solução pode ser a utilização única ou combinada de duas coroas totais para molares, duas coroas de três quartos, ou coroas de porcelana a ouro para as cúspides e a estabilização dos quatro pilares através de barras de fixação. Se os pilares não forem vitais, o desenho das barras de fixação permanece o mesmo, exceto que não é necessário construir coroas. As coroas são substituídas por coroas de raiz fundida com pilares. Uma prótese total, uma sobredentadura, cobre o aparelho cimentado em casa do dente, e a ancoragem é rígida. Com duas boas cúspides e dois molares duvidosos, as cúspides seriam unidas por um encaixe de har e os dois molares receberiam encaixes CSP ou coroas telescópicas. Em vez do acessório har, seria possível utilizar um Dolder har, uma vez que, após a perda dos dois molares, este constituiria uma sobredentadura resistente.

Casos 4 e 5

A combinação de esplintagem do pilar duplo, coroas telescópicas em todos os pilares e uma cobertura total do palato. Esta causa também pode ser resolvida através de attachments CSP e articulações anti-stress. Para evitar danos a uma prótese suportada por dentes maxilares devido ao contacto de grupo e às tensões laterais, deve construir-se a oclusão com proteção de cúspides e dentes anteriores. Assim, a superfície que resiste às tensões laterais é aumentada e, devido ao gume da faca, o doente quase não sente a linha de fronteira entre a sela e o tecido.

Case 8 :

No caso da sela unilateral de extremidade livre, com amputações apenas de um lado da linha mediana, a esplintagem de todas as amputações restantes revelou-se muito útil. Os attachments CSP são também dispostos como uma tala secundária em pelo menos três pilares (variação: coroas telescópicas). A ligação de quebra de tensão com a parte da prótese suportada pela mucosa consiste numa articulação Steiger Ro distal e numa articulação Steiger AxRo mesial. As articulações são soldadas a uma placa lingual ou palatina que se liga à parte da sela da prótese. Este caso também é clássico, porque com apenas uma linha reta de apoio, uma fixação rígida da prótese resultaria numa inclinação lingual dos pilares quando são aplicadas tensões no lado da sela. O afrouxamento dos pilares, quando fixados rigidamente à prótese, é inevitável. Com as articulações AxRo, a transmissão de impulsos da prótese para os pilares é consideravelmente reduzida.

Case 9 :

No caso da sela mandibular unilateral de extremidade livre, são deixados três pilares e a estabilização é obtida através de uma tala de barra. A extensão da sela de extremidade livre é articulada por um disjuntor de tensão da dobradiça. Com pilares saudáveis e cuidados adequados do doente para manter os tecidos saudáveis, estas próteses podem durar 10 ou mais anos, sendo o máximo, na minha experiência, 18 anos até à data.

Case 10

Dois pilares restantes (cúspides) requerem uma sobredentadura. Os pilares devem ser preferencialmente desvitalizados e cobertos por parafusos prisioneiros. Não podem ser esplintados e estabilizados por uma barra Dolder.

Case 6 :

Este é o caso clássico de extensão de sela bilateral de extremidade livre para reconstrução maxilar e mandibular. Uma tala para os seis dentes anteriores proporcionará uma boa base estável para uma prótese parcial. A tala pode consistir em coroas de três quartos, coroas de porcelana a ouro, coroas postiças em dentes não vitais, coroas em pilares de suporte ou elementos de cantilver adicionados em cada lado, distal às cúspides com encaixes CSP ou encaixes T estabilizados incorporados como retentores. Por estabilizado deve entender-se que cada fixação é reforçada por um braço de fecho fundido invisível. A prótese suportada pela mucosa pode ser soldada diretamente aos encaixes, ou podem ser utilizadas duas articulações Steiger AxRo para quebrar a tensão. Se os pilares anteriores não forem vitais, são construídas tampas radiculares com postes sobre as raízes e é soldada uma barra sobre as tampas, imobilizando-as assim.

Case 7 :

Na extensão unilateral da extremidade livre mandibular e da sela, dependendo da condição periodontal dos pilares, a esplintagem de grupos de pilares pode ou não ser necessária. Mesmo em condições periodontais saudáveis, pelo menos dois pilares estáveis podem ser esplintados para formar uma base sólida para a sela. Se três ou mais pilares estáveis forem esplintados, mais uma vez, é permitido um elemento cantilever. Isto é vantajoso para a estética e para a proteção da papila gengival distal do pilar mais distal. A sela é unida ao acessório com uma dobradiça.

PROCEDIMENTOS CLÍNICOS E LABORATORIAIS

Considerações sobre o inquérito e a conceção

A avaliação de moldes de diagnóstico para próteses parciais removíveis de fixação precisa envolve a utilização de um inspetor dentário.

Todas as próteses retidas intracoronalmente têm um percurso definido de inserção e remoção e as regras para o estabelecer baseiam-se em ;

1.   Controlo da força: Deve ser selecionada uma via de inserção e remoção em que as forças oclusais sejam paralelas ao longo eixo das raízes dos dentes do pilar. Caso contrário, o pilar receberá uma tensão lateral prejudicial e o paciente terá dificuldade em inserir e remover a prótese. O encaixe colocado não alinhado com o longo eixo do dente pilar criará um impacto periodontal

2.   Considerações estéticas : A estética é a consideração mais importante para a utilização de um attachment de precisão. Por conseguinte, a fixação deve ser feita nas superfícies proximais ou linguais dos dentes pilares e dos pônticos.

3.   Contorno biológico do dente : Os dentes que albergam attachments que foram fabricados com uma via de inserção e remoção comprometida são susceptíveis de demonstrar contornos dentários exagerados que podem levar a futuros problemas periodontais. A via de inserção e remoção selecionada deve acomodar tanto o encaixe como os locais de orientação sem criar contornos não naturais.

4.   Sem interferências de tecidos duros ou moles : A trajetória de inserção e remoção selecionada não deve interferir com quaisquer cortes inferiores de tecidos duros ou moles.

MÉTODO DE APLICAÇÃO DO INSPECTOR DENTÁRIO

Inicialmente, os moldes de diagnóstico são colocados na mesa de inspeção e o plano oclusal é disposto paralelamente à plataforma horizontal. A haste de análise é colocada primeiro na superfície interproximal de todos os retentores directos para verificar o seu grau de paralelismo. Para além disso, as superfícies faciais são verificadas para determinar se o encaixe intracoronário poderá ser colocado dentro dos limites do dente pilar. A haste de análise pode ser utilizada para verificar se existem cortes inferiores nos tecidos moles e duros. O mandril de fixação é então substituído pela haste de análise e o mandril é colocado contra as superfícies proximais de todos os retentores directos. O objetivo deste procedimento é verificar se o acessório feminino pode ser alojado dentro dos limites de remoção dos dentes mesio distalmente e vestibularmente.

PROCEDIMENTOS DE DIAGNÓSTICO DE DEPILAÇÃO COM CERA

Durante o planeamento inicial do tratamento, são obtidos dois conjuntos de moldes de diagnóstico do doente. Ambos os conjuntos de gesso são montados num articulador aceitável. Os dentes no conjunto alternativo de moldes são modificados em cera para representar um resultado de tratamento ideal que o paciente possa observar. Além disso, é fabricada uma RPD simulada no molde de diagnóstico, mostrando o tipo de conetor principal e a posição que irá ocupar na arcada dentária.

Como este doente pode visualizar facilmente a prótese final, os aspectos económicos do tratamento também podem ser tornados mais significativos através deste tipo de apresentação de caso.

SELECÇÃO E PREPARAÇÃO DOS DENTES DO PILAR

Uma avaliação da condição dos dentes pilares é a principal consideração antes da preparação dos dentes. Deve ser feita uma avaliação da vitalidade e do tamanho da polpa do dente, da condição periodontal e da existência de restaurações anteriores. Com base num diagnóstico exaustivo, podem ser elaborados planos específicos relativamente aos dentes a preparar e ao tipo de retentor a utilizar. Nesta altura, pode ser considerada a possibilidade de fazer splinting e estabilizar a arcada transversal dos pilares. Para além de fornecer uma base para a retenção da prótese parcial removível, as coroas dos pilares também podem servir as seguintes funções.

1.   Para melhorar as posições verticais ou horizontais intermaxilares dos dentes pilares e para melhorar o seu alinhamento no plano oclusal.

2.   Para proteger os dentes do pilar de futuras cáries.

3.   Para imobilizar dentes periodontalmente enfraquecidos e para proporcionar uma base estável

para as próteses dentárias reconstrutivas.

SELECÇÃO DO TIPO DE RETENTOR

Retentor de coroa total

Retentor de coroa total de eleição para dentes pilares que irão alojar um acessório intracoronário. Todas as superfícies dentárias são protegidas contra cáries e desgaste com uma restauração de coroa total e os contornos da coroa podem ser estabelecidos e controlados de forma ideal.

Retentores de cobertura parcial

A preparação da coroa de três quartos pode ser utilizada em alguns casos, mas se a coroa cair devido a uma retenção inadequada ou fuga marginal, a prótese parcial também será afetada. A utilização de coroas de três quartos deve ser confinada a dentes pilares que tenham coroas clínicas longas que possam acomodar sulcos de retenção auxiliares.

ESPLINTAGEM DE DENTES PILARES

Distribuição de forças

Devido à natureza da ligação entre a RPD e os pilares, os restantes dentes são chamados a suportar a maior parte da força oclusal. Os pilares duplos ou a esplintagem de vários dentes são utilizados para ultrapassar a desvantagem de rácios coroa/raiz desfavoráveis e longos períodos de edentulismo.

De acordo com Preiskel, as seguintes directrizes devem ser utilizadas para determinar o número de pilares que devem ser esplintados antes do fabrico de uma prótese dentária fixa intracoronária.

1.   As próteses de extensão distal requerem um mínimo de dois dentes pilares esplintados de cada lado.

2.   Quando restam sete ou menos dentes anteriores, é necessário esplintar todos eles para formar um pilar rígido.

Schillinburg salienta que a relação óptima entre a raiz da coroa e o pilar de uma ponte é de 2:3. Uma relação de raiz da coroa de 1:1 é o mínimo aceitável.

De acordo com Tylman, dois dentes pilares podem suportar dois pônticos. De acordo com a lei de Ante, a área da superfície radicular dos dentes pilares deve ser igual ou superior à dos dentes que estão a ser substituídos por pônticos. Apesar de ter sido definida para se aplicar às FPD, é aplicável para determinar o suporte de RPDs fixadas intracoronalmente.

Preparações para diagnóstico preliminar de dentes pilares

Com o molde de diagnóstico na mesa de inspeção, cada um dos dentes do pilar tem de ser alinhado individualmente. De seguida, é traçada uma linha na base do estojo nessa inclinação para descrever o alinhamento mais favorável para a fixação nesse dente. Depois de cada pilar estar alinhado, pode ser traçada uma linha que divide as duas linhas mais divergentes na base do molde. Isto torna-se o caminho final de inserção e remoção para o molde e fornece uma média dos ângulos das superfícies proximais dos dois pilares mais divergentes numa direção anterio posterior.

De seguida, é estabelecida a posição vestibulolingual do acessório. A posição desejada do acessório deve ser num local no ponto médio da superfície proximal (buco-ingual) com o acessório perpendicular a uma linha desenhada na crista do rebordo. Com a fêmea num mandril e na posição correcta, pode ser desenhada uma linha a lápis no molde nas superfícies vestibular e lingual do acessório. A posição do encaixe em cada dente pilar é determinada desta forma. Quando todos os pilares tiverem sido verificados, a mesa do examinador pode ser bloqueada no percurso selecionado de inserção e remoção.

Preparação do molde de diagnóstico

A preparação do molde de diagnóstico pode ser efectuada utilizando uma peça de mão que é fixada ao fuso vertical do topógrafo com um suporte de peça de mão. São preparados recessos em forma de caixa paralela em todos os dentes, utilizando marcas de lápis como guias para uma extensão bucolingual correcta.

O trajeto de inserção e remoção dos attachments não deve ser idêntico ao trajeto dos retentores de pilar. Trajectos divergentes para os attachments e retentores de pilar reduzirão o risco de um retentor de pilar se separar do preparo após a cimentação.

Fabrico de um modelo intracoronal

Para transferir a localização preliminar do recesso da caixa para o dente pilar, pode ser fabricado um modelo a partir de um molde de diagnóstico, que é colocado no dente correspondente como guia para a preparação. Estes modelos podem ser feitos de ouro fundido ou metal adequado ou de resina acrílica autopolimerizável.

Materiais utilizados no fabrico de acessórios

Os materiais utilizados no fabrico dos acessórios de precessão são a platina, a iridoplatina, o ouro e a platina, o ouro e o paládio, que a Stern designou por "Thermafit", e todo o ouro. Os metais não são seleccionados ao acaso. A escolha dos metais a utilizar depende do tipo de caso.

Se o ouro para fundição de coroas e pontes tipo III ou tipo IV for utilizado para as fundições de coroas, existem duas formas alternativas de construir as coroas e o assento de repouso. (1) O assento de repouso pode ser fundido contra a restauração de cobertura total se o metal do acessório for iridioplatina, ouro e paládio, ouro e platina ou platina; ou (2) O assento de repouso pode ser soldado no lugar se for selecionada a liga de ouro ou qualquer uma das outras ligas.

Quando são utilizadas ligas de ceramometal, é necessário soldar o assento de descanso na coroa. Os materiais de eleição são o ouro e o platina, a platina ou o ouro-paládio. Outros materiais causarão contração e distorção do assento de descanso durante a cozedura da porcelana, uma vez que não têm uma temperatura de fusão suficientemente elevada.

O ouro só pode ser utilizado para inserção numa coroa de ouro fundido. Não pode ser utilizado com liga de ceramometal. A temperatura de fusão do acessório deve ser suficientemente elevada para evitar a distorção do assento de descanso durante o fabrico do metal utilizado para a restauração e durante a cozedura da porcelana. A seleção dos materiais depende de um pilar construído a partir de ouro para fundição de coroas e pontes, quer seja do tipo III ou do tipo IV. Qualquer um deles pode ser fundido contra um assento de descanso de um acessório de precisão. Se for selecionada a técnica de fundição contra, são utilizados materiais de fixação de iridioplatina ou platina. Devido às temperaturas de fusão mais elevadas destes dois materiais, eles não se distorcem quando se funde ouro contra eles. Os metais seleccionados para os acessórios são a platina, o ouro platina ou o ouro paládio ("Thermafit"). Se for selecionada uma liga de encaixe incorrecta, quando se utilizam ceramometais, haverá contração na porção gengival do assento de repouso durante a cozedura da porcelana, porque uma liga de ouro com uma temperatura de fusão inferior à da porcelana cozida irá distorcer-se no terço gengival do assento de repouso. Ao utilizar fundições com ligas não preciosas, o dentista não pode selecionar um acessório que seja principalmente uma liga de ouro. Os acessórios de eleição são fabricados a partir de ligas de platina ou de ouro e paládio, que têm uma temperatura de fusão mais elevada do que a porcelana, evitando assim a distorção.

COMO ESCOLHER UM ACESSÓRIO

O comprimento do acessório, e não a sua largura, é o principal critério na escolha dos acessórios. Existem três tamanhos de attachments de precisão: um anterior, um bicúspide e um molar. Estes diferem na largura e não no comprimento do acessório de precisão. A largura do acessório de precisão é medida de um lado ao outro do resto. Por exemplo, um acessório de Stern de 0,096 seria para um molar e um acessório de Stern de 0,085 seria para um pré-molar. O comprimento total de um acessório de precisão é de 8 mm. Para obter todos os benefícios de contraventamento, suporte e retenção de um acessório de precisão, este deve ter pelo menos 5 mm de altura. Se a coroa fabricada tiver menos de 5 mm de altura, deve ser selecionado outro sistema de retenção. Isto significa que o comprimento clínico da coroa fundida construída tem de ter, pelo menos, 7 mm de altura, uma vez que o acessório tem 5 mm de comprimento e tem de haver, além disso, um mínimo de 2 mm entre a base gengival do acessório e a margem gengival. Caso contrário, pode criar-se um problema periodontal.

PARALELISMO DE ANEXOS

Quando os dentes pilares são paralelos, por exemplo, um molar com ponta mesial e um bicúspide, o paralelismo deve ser alcançado proximalmente entre o dente pilar com ponta mesial, serão criados problemas periodontais à volta da mesial desse molar e, consequentemente, ocorrerá uma fixação encurtada. Se dois lados da arcada dentária tiverem de ser esplintados através da utilização de attachments de precisão como dispositivos de interligação, as coroas não têm de ser paralelas, mas os attachments têm de ser paralelos entre si. Os braços de retenção do fecho lingual não são normalmente utilizados com acessórios de precisão. Assim, ao trabalhar com attachments de precisão, o técnico deve utilizar uma inclinação dupla na sonda. Isto minimiza o desgaste das porções do apoio e do assento do apoio dos encaixes, de modo a que o aumento da retenção não seja necessário com tanta frequência. Uma inclinação dupla para a sonda envolve não só uma inclinação anteroposterior, mas também uma inclinação mediolateral, de modo a que, quando o doente mastiga, o aparelho resista à deslocação, evitando o deslocamento da prótese parcial. Sem a ligeira inclinação mediolateral, os alimentos pegajosos ou fibrosos podem fazer com que a prótese parcial se desloque ligeiramente.

Existem três métodos utilizados para contornar este problema:

1.   Uma mola de iridoplatina, soldada na estrutura de ouro, é colocada entre o plano guia no dente pilar e a placa proximal. Para ajustar a retenção, a mola de iridoplatina é empurrada contra o plano guia.

2.   Pode ser utilizado um braço de fecho lingual. Pode ser ajustado e termina numa área infra-bulbar.

3.   Pode ser utilizada uma inclinação dupla do topógrafo, que altera a trajetória de inserção. A inclinação dupla é tanto anteroposterior como medilateral, de modo que quando o paciente mastiga, a prótese parcial removível na maxila não desce e o aparelho mandibular não se levanta.

Restaurações de pilares

As restaurações de pilar são restaurações de cobertura total construídas a partir de (1) coroas totalmente em ouro, (2) coroas em ouro com facetas acrílicas ou (3) coroas em ceramometal.

Os moldes maxilares e mandibulares contendo os moldes para as restaurações dos pilares são montados num articulador semi-ajustável na dimensão vertical oclusal. Os registos da relação maxilar são verificados e, em seguida, a mesa de orientação incisal é colocada no articulador. As restaurações de coroa do pilar são enceradas no articular. Os mandris de enceramento são utilizados na mesa de controlo para garantir o paralelismo e para encerar os recessos para os assentos de descanso de fixação de precisão. Os assentos de descanso serão mantidos ao nível oclusal ou superior durante o procedimento de fundição. O contorno da coroa resultante da incorporação do assento de repouso deve ser normal e não excessivamente construído.

Depois de todas as coroas de pilar terem sido feitas, são colocadas primeiro nos moldes e depois na boca do paciente. As coroas dos pilares a serem esplintadas são relacionadas entre si com um índice de resina acrílica autopolimerizável Duralay. A indexação é efectuada para evitar a distorção da resina acrílica antes da soldadura. Quando a soldadura estiver concluída no laboratório do consultório dentário, um modelo de revestimento de soldadura é vertido diretamente no índice Duralay após a remoção da boca do paciente. As peças fundidas com ferulização são então colocadas na boca do paciente. São efectuados quaisquer ajustes de oclusão ou contornos. Em seguida, é feita uma impressão para a construção de um molde mestre, a fim de fabricar a prótese parcial removível e relacioná-la com a prótese fixa.

Reparação de fracturas em repouso

O procedimento para reparar uma prótese parcial de encaixe de precisão quando um apoio se fracturou é o seguinte: obter um novo apoio do mesmo tamanho e fabrico. O espigão é cortado se interferir com o assentamento do apoio e reposicionado por soldadura no local desejado ou pode ser usada solda ortodôntica para o ligar. É cortada uma ranhura no conetor menor. Assegurar-se de que o novo apoio se encaixa no lugar sem interferência com a prótese parcial. Com a prótese parcial e o apoio em posição, o dentista pinta. A resina acrílica autopolimerizável Duralay é aplicada à volta de ambos e, em seguida, é feita uma impressão em gesso. Ambas são removidas numa só peça para que o técnico faça um molde e solde o resto ao conetor menor. Finalmente, os dentes artificiais removidos e a base da prótese são recolocados.

INSTRUÇÕES AO DOENTE E RECOLHA

Instruções para o paciente

Antes de o paciente ser dispensado, devem ser revistas as dificuldades que podem ser encontradas e os cuidados a ter com a prótese e os dentes pilares.

Retorno para ajustes pós-inserção

O doente deve ser agendado para a primeira consulta pós-inserção 24 horas após a inserção da prótese. O doente é instruído a usar a prótese continuamente entre as duas primeiras consultas, exceto para limpeza. Após 24 horas, o doente terá algumas opiniões sobre a sensação e o funcionamento da prótese. A marcação de consultas para ajustes pós-inserção indicará aos doentes que existe uma preocupação com o seu bem-estar e que serão necessários pequenos ajustes para melhorar a adaptação e o conforto da prótese.

Pontos doridos

O doente deve ser informado de que se desenvolverão manchas dolorosas e que estão a ser marcadas consultas para as detetar e eliminar o mais cedo possível. O doente deve ser informado de que, após o período inicial de ajustamento, surgirão ocasionalmente novas borbulhas e que as que persistirem durante vários dias devem ser examinadas e ajustadas.

Inserção e remoção

O doente deve ser apresentado visualmente à prótese parcial removível, tanto dentro como fora da boca. O doente é colocado em frente a um menor e é-lhe pedido que coloque e retire a prótese parcial removível da forma correcta várias vezes antes de ser dispensado. A prótese parcial removível é uma prótese de precisão e deve ser tratada como tal. Suportará grandes forças de mordedura quando colocada na boca, mas é suscetível de se entortar ou partir se cair. Uma prótese danificada ou partida raramente pode voltar ao seu estado original de utilidade, pelo que o doente deve manuseá-la como um relógio fino. A prótese parcial nunca deve ser forçada a colocar-se no sítio com pressão ao morder.

INSTRUÇÕES PARA CUIDAR DA SUA PRÓTESE PARCIAL AMOVÍVEL DE ENCAIXE DE PRECISÃO

1.	Será marcada uma consulta depois de ter usado a prótese durante 24 horas

2.	A nova prótese pode criar pequenas irritações, que serão ajustadas nas consultas pós-inserção.

3.	Nunca force a colocação da prótese parcial no sítio; esta deve ser manuseada com cuidado em todas as ocasiões.

4.	No início, recomenda-se uma alimentação relativamente mole e pequenas porções de comida. Nunca coma sem a prótese na boca.

5.	É preferível retirar a prótese à noite, durante o sono.

6.	A prótese deve ser limpa pelo menos uma vez por dia, colocando-a num dispositivo de limpeza ultrassónico com um produto de limpeza comercial adequado.

7.	Devem ser marcadas consultas de revisão periódicas para examinar a necessidade de possíveis ajustamentos e reabilitações, uma vez que a boca está em constante mudança

QUANDO USAR A PRÓTESE PARCIAL

É melhor deixar a prótese parcial removível fora da boca durante as horas de sono para permitir que os tecidos adjacentes tenham a oportunidade de descansar e recuperar. Quando a prótese está fora da boca, deve ser imersa em água para evitar a desidratação das porções de resina de acrilina da prótese. Se houver alguma razão pela qual o doente não pode ou não quer abster-se de usar a prótese durante a noite, o dentista deve encorajar o doente a remover a prótese durante algum tempo todos os dias para permitir aos tecidos um período de descanso. Quando a prótese parcial removível não está a ser usada, o doente deve abster-se de comer, uma vez que os alimentos podem ficar presos no recetáculo feminino.

LIMPEZA DA PRÓTESE

Os doentes que usam próteses parciais removíveis devem ser encorajados a manter a higiene oral num estado de limpeza meticuloso. Os dentes adjacentes à prótese parcial removível são especialmente susceptíveis à cárie, uma vez que já não recebem o mesmo tipo de ação de limpeza completa das bochechas, da língua e da saliva. A prótese parcial removível deve ser enxaguada com água fria após cada refeição e escovada ao deitar com uma escova de cerdas naturais, juntamente com a rotina regular de escovagem dos dentes, O enxaguamento não é suficiente, uma vez que a placa se acumula na superfície do tecido da prótese e quase passa despercebida. A prótese parcial deve também ser mergulhada num produto de limpeza de próteses durante um mínimo de 20 minutos por dia, Os produtos de limpeza que contêm cloro (como o Clorox) devem ser evitados, uma vez que o cloro pode danificar o metal, A escovagem da prótese parcial deve ser feita com água no lavatório para evitar danos caso a prótese caia numa superfície dura, Podem ser adquiridas na maioria das farmácias escovas especiais para próteses parciais para limpar o interior dos fechos e os acessórios adjacentes, As manchas mais persistentes e a acumulação de cálculos devem ser removidas na consulta de rotina do doente. Uma máquina de limpeza ultra-sónica com a solução adequada para manchas e cálculos removerá os depósitos desagradáveis que nascem,

Discurso

O doente pode sentir alguma dificuldade em falar claramente no início, especialmente se a prótese parcial removível maxilar cobrir todo ou parte do palato ou se os dentes anteriores estiverem a ser substituídos. A língua pode estar um pouco limitada e precisa de tempo para se adaptar ao novo ambiente. A condição é normalmente temporária e melhora rapidamente, quase sem esforço consciente por parte do doente,

Saliva

O doente pode notar um excesso de saliva nos primeiros dias de utilização da prótese parcial. A nova prótese está a ser recebida na boca pelo doente como um substituto dentário para os dentes em falta, mas o mecanismo propriocetivo do sistema nervoso tem de se ajustar à mudança. A colocação inicial desencadeia a mesma resposta e o mesmo fluxo salivar que se verificaria quando se introduzem alimentos na cavidade oral. À medida que a prótese parcial removível se torna uma parte permanente do ambiente oral, o fluxo de saliva deve diminuir.

Dor ou sensibilidade dentária

Os dentes que se tornaram pilares para a prótese parcial removível estiveram frequentemente fora de função antes da colocação da prótese. Os dentes que são recolocados em função podem ficar doridos devido à carga e aos efeitos ortodônticos menores da prótese parcial removível. O doente deve ser avisado desta possibilidade. Um contacto oclusal prematuro também pode ser a causa. Os procedimentos de remontagem e o ajuste oclusal são recomendados no momento da inserção e, subsequentemente, com ou sem os sintomas de dor nos dentes.

DISCUSSÃO

Desde que a quebra de tensão se tornou parte da medicina dentária protética, tem havido uma controvérsia em relação a ela. Os stress breakers foram introduzidos pela primeira vez na Suíça. Afirmaram que a quebra de tensão era necessária para evitar o torque e a alavancagem nos dentes pilares de uma prótese de sela de extremidade livre.

Nos Estados Unidos, defendiam uma ancoragem rígida. Segundo eles, a fixação rígida não causaria quaisquer danos aos pilares devido aos movimentos livres do corpo e do torque.

Ambas as escolas de pensamento revelaram sucessos e fracassos.

Um bom senso, uma oclusão não traumática, um periodonto saudável e um doente motivado para os cuidados domiciliários podem ajudar a aumentar a taxa de sucesso.

A regra geral diz que um periodonto saudável e resistente normalmente não necessita de próteses com quebra de tensão, enquanto que os pilares periodontalmente susceptíveis ou danificados necessitam de esplintagem dos dentes em unidades de grupo e blocos e quebra de tensão nas partes suportadas por tecido das próteses parciais. Uma sela longa pode ser atacada de forma rígida, mas uma curta pode ser atacada de forma resiliente, uma vez que o torque sobre o pilar diminui com o aumento do comprimento da sela.

RESUMO

Os encaixes de precisão são retentores para próteses parciais removíveis e próteses totais (sobredentadura) onde restam poucos pilares. O principal objetivo, para além da retenção, é a sua ocultação dentro ou sob uma restauração, como uma melhor alternativa a um retentor de fecho visível.

Como acessório de precisão, é composto por duas unidades funcionais. A parte primária é incorporada na construção do pilar e a parte secundária é incorporada no aparelho amovível, na ponte, na prótese parcial ou na prótese total.

Os patronos dos acessórios de precisão são Bennet, Brown, Bryant, Chayes, Conduit, Fossume,

Golobin, Kelly, McCollumns Morgan, Peeso, Roach, Sorenson e Supplee após a 2nd guerra mundial, os precursores eram europeus em vez de americanos como Biaggi, Steiger, Miller e Conod.

Um dentista que deseje utilizar acessórios de precisão deve ter um conhecimento básico de mecânica fina. O dentista deve familiarizar-se com os procedimentos de montagem depois de registar a prática de soldadura delicada e também avaliar o objetivo, a força e os limites do acessório a ser usado. Ele deve ser capaz de cortar um acessório de barra no paralelómetro e encerar uma matriz sobre ele, e também deve ser capaz de lidar com qualquer reparação ou substituição que ocorra na prática diária.

DIRECTRIZES PARA A UTILIZAÇÃO DE ACESSÓRIOS DE PRECISÃO

1. Ao selecionar os dentes pilares potenciais para utilização em próteses parciais removíveis do tipo encaixe de precisão, os dentes seleccionados devem ser unidos para uma distribuição adequada das forças.

2. Utilizar um mínimo de dois terços do acessório (tal como fornecido pelo fabricante)

3. O comprimento do encaixe a ser incorporado no dente pilar para o fabrico adequado da prótese é regido pela altura da coroa clínica do dente e é um fator muito importante na retenção e estabilidade do encaixe. Se o comprimento do encaixe for inferior a 5 mm, deve ser substituído por outro tipo de encaixe intracoronário, uma vez que o comprimento será insuficiente para uma utilização óptima do encaixe de precisão.

4. O comprimento do acessório é mais importante do que a sua largura. Um acessório estreito e de comprimento total é preferível a um acessório curto e largo.

5. Preparar suficientemente o dente pilar, de modo a que a porção do assento de repouso seja mantida dentro dos limites normais dos contornos da coroa para uma saúde periodontal adequada.

6. Todos os acessórios de precisão utilizados devem ter o mesmo comprimento. Quando tal não for possível, os pares de acessórios de precisão em dentes semelhantes bilateralmente devem ter o mesmo comprimento.

7. Em nenhum momento se deve moer ou aliviar um resto para o ajustar. Para obter um ajuste correto, os procedimentos clínicos e laboratoriais devem ser seguidos com precisão. Os encaixes têm de ser paralelos entre si para evitar um encaixe incorreto, a mutilação dos encaixes e o torque dos pilares.

4. RESUMO E CONCLUSÃO

CONCLUSÃO

O cirurgião-dentista deve combinar as suas competências em prótese dentária, periodontia e medicina dentária conservadora para restaurar eficazmente uma dentição danificada por doença, traumatismo ou desgaste. Deve ser capaz de fazer um diagnóstico exato, tendo em conta todas as informações pertinentes. Isto incluirá a condição dos dentes restantes, as suas estruturas de suporte, os tecidos moles e duros circundantes, a relação oclusal dos dentes e a articulação dos maxilares. Estas informações devem ser consideradas em função das circunstâncias emocionais e sociais do doente antes de se elaborar um plano de tratamento satisfatório. Todos estes factores desempenham um papel muito importante na substituição dos dentes em falta por próteses que incluem acessórios de precisão.

Infelizmente, na maioria das vezes, os acessórios de precisão são escolhidos a partir de descrições em catálogos comerciais. Um dentista deve basear as suas técnicas tanto em princípios biológicos sólidos como em considerações mecânicas.

Então, os acessórios de precisão tornam-se o que devem ser, um belo exemplo de bio-engenharia que será compatível com a saúde contínua do aparelho mastigatório.

5. REFERÊNCIAS

1.   D.H. Roberts - Próteses de pontes fixas.

2.   Emest L. Miller, Joseph E. Grasso. Prótese Parcial Removível.

3.   George Graber - Colour Atlas ofDental Medicine Próteses Parciais Removíveis.

4.   Glen P. McGivney, Dwight J. Castle Berry. McCracken's Removable Partial Prosthodontics (Prótese Parcial Removível de McCracken).

5.   Harold W. Preiskel. Attachments de precisão em Dentisteria Protética.

6.   John E. Rhoads, Kenneth D. Rudd, Robert M. Morrow Procedimentos de laboratório dentário Próteses parciais fixas.

7.   John E. Rhoads Kenneth Rudd, Robert Marrow - Procedimentos de laboratório dentário - próteses completas.

8.   Kenneth D. Rudd, Robert M. Morrow, Harold F. Eissmann - Procedimentos de Laboratório Dentário - Próteses Parciais Removíveis.

9.   Sherring Lucas Michael e Martin Paul : Attachments for prosthetic dentistry : Introduction and application.

10.   Stewart. Rudd, Kuebbar Clinical Removable Partial Prosthodontics (Dentisteria Parcial Removível Clínica).

11.   Tylman's Theory and Practice of fixed prosthodontics (Sétima edição).

Literatura periódica

1.   Ainamo Tukka: próteses parciais removíveis de precisão com pilar pôntico. JPD 1970, 23 : 289-95.

2.   Akaltan Funda e Can Gulsen : Características de retenção de diferentes sistemas magnéticos dentários. JPD 1994, 74(4) : 422-427.

3.   Arbree N.S, Galovic G. A utilização de um sistema de fixação para próteses overlay. JPD 1986, 56(1) : 51-55.

4.   Becker Curtis M. O sistema de pino Thompson modificado para estruturas RPD de cromo-cobalto. JPD 1978, 39(4) : 384-391.

5.   Bengtowall. Próteses parciais removíveis com fixação de precisão, parte I: Estudo técnico a longo prazo IJP 1991;4: 249-257.

6.   Benur Z. Conector de semi-precisão para prótese parcial removível de extensão distal Quint Int. 1988 ; 19 : 879-883.

7.   Bercera Geraedo e MacEntee Michael A classificação da precisão da fixação JPD 1987;58 : 322-327.

8.   Besimo Chrisitian Desempenho clínico de próteses parciais fixas coladas com resina e acessórios extra coronais para próteses removíveis. JPD 1997; 78(5) :465- 471.

9.   Blatterfein Louis A utilização do resto de semiprecisão nos RPD. JPD 1969; 22(3) : 307-332.

10.   Bohnenkamp David M. Replacement of a fractured unilateral RPD with a non rigid fixed prosthesis - A clinical report JPD 1996 ;75(6):591-3.

11.   Criação de Larry. O efeito da função estimulada na retenção de próteses removíveis retidas por barra - clip. JPD 1996 ; 75(5) : 570-3.

12.   Brodbelt Robert HW. Um modelo simples de paralelismo para fixações de precisão JPD 1972 ; 27 : 285-288

13.   Burns David R. Avaliação clínica prospetiva de sobredentaduras de implantes mandibulares, parte II - satisfação e preferências dos pacientes JPD 1995 ; 73 : 364-9.

14.   Byrant Ronald A, Faucher Robert R. Um conetor de tubo e haste de bloqueio. JPD 1983;49(5) : 647-651

15.   Caldarone Charles V. Attachments for partial denture without clasps. JPD 1958; 7(2) : 206-208.

16.   Carlyle LW. Prótese sobre implantes retida magneticamente JPD 1986 ;56(5) : 583-586.

17.   Charkawi Hussein G. EI e Wakad Mohammed T. EI. Efeito da esplintagem na distribuição da carga da fixação extracoronal com prótese de extensão distal in vitro JPD 1996;76(3):315-20.

18.   Clayton Joseph A. Uma prótese parcial removível com base estável de fixação de precisão - Teorias e princípios DCNA 1980 ;24:1-3.

19.   Cohen Brett I. Estudo comparativo de dois modelos de fixação de sobredentadura de precisão JPD 1976 ; 76 : 145-52.

20.   Cohn Louis Alexander A base fisiológica para a fixação dentária em próteses parciais fixas de precisão JPD 1956; 6 : 22.

21.   Cooper Hugh Practice Management relacionado com a prótese de fixação de precisão. DCNA 1980;24(1):45-61.

22. Davis David M, Packer Mark E. Sobredentadura mandibular estabilizada por implantes Astra Tech com encaixes de bola ou ímanes: resultados de 5 anos IJP 1999, 12: 222-229.

23. Davodi Aria. Uma prótese fixa removível suportada por implantes com uma barra de tecido fresado e retenção de clipe hader de uma opção de restauração para a maxila edêntula. JPD 1997 ; 78 (2) : 212-217.

24. Doherty Norine M. Avaliação in vitro de attachments de precisão extracoronários retidos por resina IJP 1991 ; 4(1) : 63-69.

25. Dolder Eugene J. The bar joint mandibular denture JPD 1961 ; 11(4) : 689-707.

26. Dominici John T. Procedimentos clínicos para a estabilização e ligação de O-ring attachments a próteses sobre implantes amandibulares. JPD 1996 ; 76 (3) : 330-3.

27. Dr. Burns e Ward JE Revisão dos acessórios para a conceção, classificação e seleção de RPD IJP 1990; 3(1) : 90-102.

28. Epstein Daniel, Epstein Philip. Comparação das propriedades de retenção de seis. Sistema de fixação de sobredentaduras pré-fabricadas JPD 1999 ; 82 : 579-84.

29. Federick David R e Caputo Angelo A. Effects of overdenture retention designs and implant orientations on load transfer characteristics JPD 1996 ; 76(6) : 62432.

30. Gillings Barrie RD. Retenção magnética para overdenture completa e parcial, parte I. JPD 1981 ;45(5):484-491.

31. Gillings Barrie RD. Retenção magnética para overdenture parte II. JPD 1983 ; 49(5) : 607-618.

32. Gillings Barrie RD. Samant Asha. Overdentures com acessórios magnéticos. DCNA 1990 ; 34(4) : 683-709.

33. Gillis Robert E. Obturador - overdentures retidas por attachments não rígidos. JPD 1979;41(2) : 189-192.

34. Gonclaves Aluizio Um sistema de attachments modificados para próteses parciais removíveis. JPD 1955; 5(5) : 649-657.

35. Goodkind Richard J. Próteses parciais removíveis de fixação precisa para o paciente periodontalmente comprometido. DCNA 1984 ; 28 : 327-336.

36. Goodman Jerome J e Goodman Herman W. Balance of force in precision free end restorations JPD 1963 ; 13(2) : 302-308.

37. Grosser David. Dinâmica da fixação interna de precisão JPD 1953 ; 3 : 383401.

38.   Guindea Abraham E. Um dispositivo de retenção para próteses removíveis JPD 1972 ; 27 : 501-508.

39.   Handlers Martin, Lenchner Nathaniel Um dispositivo de retenção para próteses parciais. JPD 1957 ; 7(4) : 483-488.

40.   Harris Fred W. Fixação de pinos de precisão JPD 1955 ;5 : 43-47.

41.   Herrero Dale. B. Reparação e reforço de uma barra Hadar fracturada. JPD 1977 ; 77(1) : 90-92.

42.   Highton R, Caputo AA. Características de retenção de diferentes sistemas magnéticos para aplicações dentárias JPD 1986 ; 56(1) : 104-106.

43.   Hutcherson J Bernard Restauração prática de próteses parciais JPD 1955 ; 5(2) : 206207.

44.   Jackson Thomas R e Healey Kent W. Acessórios magnéticos de terras raras no estado da arte em prótese removível Quint Int nl 1987 ;18 : 41-57.

45.   Jaggers Joe H. Um método de verificação do paralelismo das preparações para as fixações de âncoras de zest JPD 1978 ; 39(2) : 230-231.

46.   James Allison G. A self locking posterior attachment for removable tooth supported partial denture. JPD 1955 ; 5(2) : 200-205.

47.   James White. Visualização da tensão relacionada com pilares de próteses parciais amovíveis JPD 1978 ; 40(2) : 143-157.

48.   Joseph Clayton A. A stable base precision attachment removable partial denture Theories and principles DCNA 1980 ; 24(1) : 3-29.

49.   Knowles Leroy E. A dowel attachment removable partial denture JPD 1963 ; 13(4) : 679-687.

50.   Koper Alex. Um retentor intra-oral de semi-precisão para próteses parciais removíveis - The Thompson Dowel JPD 1973 ; 30 : 759-68.

51.   Kotowicz WE Procedimentos clínicos na construção de próteses parciais removíveis de fixação precisa DCNA 1980 ; 24 : 143-166.

52.   Lee Kyuho. Procedimento de moldagem dupla para prótese parcial removível retida com acessórios de semi-precisão - Um relatório clínico JPD 1996 ; 75(6) : 583-7.

53.   Lee Ming- Way. Fixações de coping em O-raing para próteses parciais removíveis JPD 1995;74 (3):235-41.

54.   Leff Alexander Próteses de fixação de precisão JPD 1952 ;2(1): 84-91.

55.   Lemon James C. Técnica de colocação e orientação magnética de uma prótese facial JPD 1996

; 75 :50-52.

56. Lemon James C. Técnica de substituição magnética e prótese facial de silicone JPD 1995 ; 73(2) :166-168.

57. Leung T, Preiskel. Perfis de retenção de anexos de precisão de tipo de estudo IJP 1991 ;4(2) : 175-179.

58. Levitch Herman C. Physiologic stress equalizer JPD 1953 ; 3(2) : 232-238.

59. Lorenchi Stanley F. Planeamento de restaurações de fixação de precisão JPD 1969; 21(5) : 506-508.

60. Markley MR. Princípio de tensão quebrada e desenho em prótese de ponte fixa. JPD 1951; 1(4):416-213.

61. Sobredentadura mandibular com articulação de barra Marquardt George Dolder - Uma técnica para dentes pilares não paralelos. JPD 1976 ; 36(1) : 101-111.

62. McLeod Neil S. Uma análise teórica da mecânica do retentor intracoronal de semi-precisão Thompson dowel. JPD 1977 ; 37(1) : 19-27.

63. Mensor Merrill C. Fixação de attachment para overdenture parte I JPD 1977; 37 : 366373.

64. Mensor Merrill C. Fixação de attachment para overdenture parte II JPD 1978; 39 : 1620.

65. Mensor Merrill C. Clasificação e seleção de anexos JPD 1973 ; 29 : 494497

66. Mensor Merrill C.: a razão de ser dos disjuntores de ação de dobradiça resilientes JPD1968 ; 20(3) : 204-215.

67. Mensor Merrill C. Removable Partial Over Dentures with Mechanical (Precision) Attachments, DCNA 1990 ; 34 (4) : 669-681.

68. Moghadam BK. Scandrett Forest R. Retenção magnética para overdenture JPD 1979 ;41(1) : 26-29.

69. Naert I. Implantes rigidamente esplintados na maxila reabsorvida para reter uma sobredentadura articulada - Uma série de relatórios clínicos até 4 anos. JPD 1998 ; 79(2) : 15664.

70. O'Connor Randolph P. Utilização do conetor não-rígido de pôntico dividido com o pilar molar lavrado. JPD 1986 ; 56(2) : 249-257.

71. Panno Francis V. Preparações de coroas para próteses parciais removíveis de fixação semiprecisa DCNA. 1985 ; 29(1) : 117-132.

72. Plotnick Irwin J. Fixação interna para prótese parcial removível de tratamento fixo. JPD 1958;

8 : 85-93.

73.   Riley MA, Williams AJ. Investigações sobre a falha de ímanes dentários. IJP. 1999 ; 12 : 249-254.

74.   Robinson JE. Ímanes para a retenção de uma prótese intra-oral seccional. JPD 1963 ; 13(6) : 1167-1171.

75.   Rubenstein Jeffrey E. Attachments used for implant supported facial prosthesis - A survey ofUnited States, Canadian and Swedish centers JPD 1995 ; 73 : 262-6.

76.   Rudd Kenneth D. Uma abordagem estética e higiénica à utilização de attachments intra-coronais como interbloqueios em Ilxedprosthodontics . JPD 1998 ; 79(3) : 347-349.

77.   Rybeck S Arthur. Simplicidade numa prótese parcial de extensão distal. JPD 1954 ; 4(1) : 87-92.

78.   Saygili Gulbia. Investigação do efeito do sistema de retenção magnética utilizado em próteses no fluxo sanguíneo da mucosa bucal. IJP 1992 ; 5(4) : 327-332.

79.   Schuyler CH. Uma análise da utilização e do valor relativo dos encaixes de precisão e do fecho no planeamento de próteses parciais. JPD 1953 ;3 :711-717.

80.   Schuyler Clyde H. Uma análise da utilização e do valor relativo da fixação de precisão do fecho no planeamento de próteses parciais. JPD 1953; 3(5):711-714.

81.   Scott William R. Um acessório externo telescópico amovível com uma articulação rotativa axial. JPD 1968 ; 20(3) : 216-225.

82.   Scott William R. Procedimentos laboratoriais para o fabrico do acessório telescópico amovível e da junta. JPD 1968; 20(3) : 226-234.

83.   Setz Juergen. Retenção de attachments pré-fabricados para overdentures estabilizadas por implantes na mandíbula edêntula. Um estudo in vitro JPD 1998 ; 80(3) : 3239.

84.   Shillinburg Herbet T, Fisher Donald W. Conectores não rígidos para próteses parciais fixas. JADA 1973 ; 87 : 1195-1199.

85.   Shohet Harmon. Magnitude relativa da tensão em dentes pilares com diferentes retentores JPD 1969;21: 267-282.

86.   Stewart BL, Edwards RO. Retenção e desgaste de acessórios de precisão. JPD 1983;49(1):28-34.

87.   Tarlow Jeffrey e Rissin Louis. O acessório de semi-precisão microring para prótese de implante ósseo mandibular JPD 1982; 48(6): 695-697.

88. Terrell, Wilfrid Hall. Acessórios de fricção especializados e o seu papel na construção de próteses parciais. JPD 1951 ; 1(3) : 337-350.

89. Thayer HH, Caputo. Transmissão de força oclusal por attachments de overdenture. JPD 1979;41(3) :266-271.

90. Thayer HH, Caputo AA. Transmissão de força oclusal por attachments de overdenture. Estudos adicionais. IADR Prosthodontic Abstract JPD 1978;39 : 1-55.

91. Thomas Keith F. Retenção magnética de pé livre para próteses extra-orais com implantes osseointegrados JPD 1995 ;73(2): 162-5.

92. Walton Joanne e Ruse Dorin. Alterações in vitro em clips e barras utilizados para reter próteses sobre implantes JPD 1995 ; 74 (5) : 482-6.

93. Waltz Mark E. Ceka attachments intracoronais JPD 1993 ;29 : 167-171.

94. Watkinon Adrian C. A substituição de próteses retidas por fixação. Quint Intt. 1987;18: 759-61.

95. Weintraub Gerald S. Hybridprosthetic appliances DCNA 1987 ; 31 (3) : 441-456.

96. Williams Arthur G. Técnica para uma tala provisória com fixação JPD 1969 ; 21(5) : 555-559.

97. Williamson Russell T. Retentive bar overdenture clip replacement JPD 1995 ; 74 : 117-8.

98. Winkler Sheldon. Uma revisão dos sistemas de retentores extracoronais e intracoronais. DCNA 1985 ; 29(1) : 57-66

99. Wolfe Robert E. Extracoronal attachments DCNA 1985 ; 29(1) : 185-198.

100. Zahler Joel M. Acessórios de precisão intracoronários. 1980 ; 24 (1) : 131-141.

101. Zinner Ira D. Tipos de bloqueio de acessórios de semiprecisão. DCNA 1985 ; 29(1) : 81-96.

102. Zinner Ira D. Nonlocking type of semiprecision attachments DCNA 1985; 29(1) : 97.

103. Zinner Ira D. Precision attachments DCNA 1987; 31(3) : 395-416.

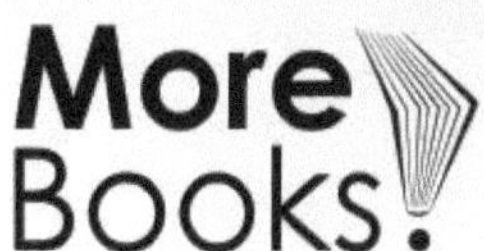

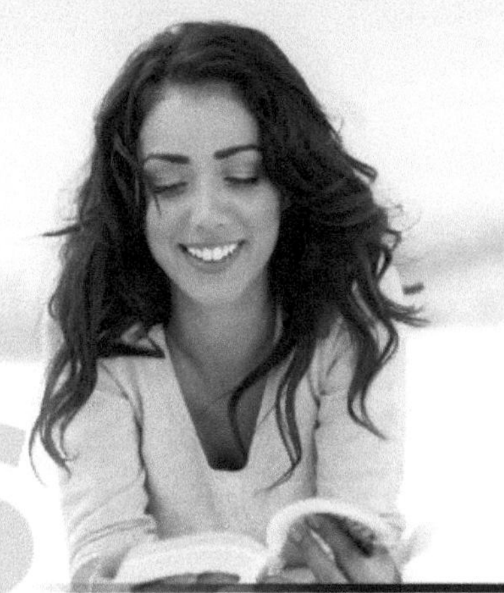

Buy your books fast and straightforward online - at one of world's fastest growing online book stores! Environmentally sound due to Print-on-Demand technologies.

Buy your books online at
www.morebooks.shop

Compre os seus livros mais rápido e diretamente na internet, em uma das livrarias on-line com o maior crescimento no mundo! Produção que protege o meio ambiente através das tecnologias de impressão sob demanda.

Compre os seus livros on-line em
www.morebooks.shop

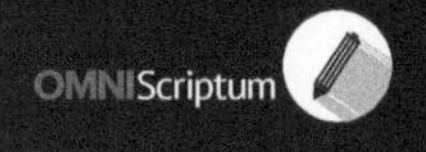

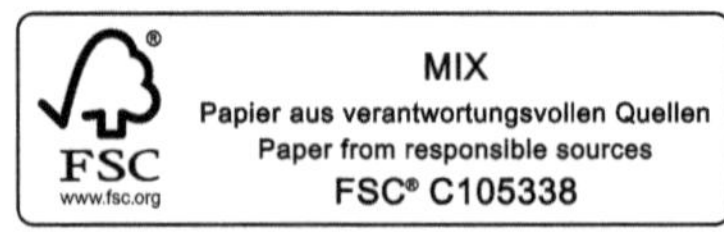

Printed by Books on Demand GmbH, Norderstedt / Germany